Ingrid Gerhard, Annette Kerckhoff
Endometriose

Was tun bei ...

Endometriose

Homöopathie und Naturheilkunde

Ingrid Gerhard
Annette Kerckhoff

KVC | VERLAG

KVC Verlag | NATUR UND MEDIZIN e. V.
Am Deimelsberg 36, 45276 Essen
Tel.: (0201) 56305 70, Fax: (0201) 56305 60
www.kvc-verlag.de

Gerhard, Ingrid; Kerckhoff, Annette
Endometriose – Homöopathie und Naturheilkunde

Wichtiger Hinweis: Für Angaben über Dosierungsanweisungen und Applikationsformen kann vom Verlag keine Gewähr übernommen werden. Jede Dosierung oder Applikation erfolgt auf eigene Gefahr des Benutzers. Geschützte Warennamen (Warenzeichen) werden nicht besonders kenntlich gemacht.

ISBN 978-3-945150-73-3

2., bearbeitete Auflage

klimaneutral
natureOffice.com | DE-574-976216
gedruckt

Umschlaggestaltung: eye-d Designbüro, Essen
Druck: Union Betriebs-GmbH, Rheinbach

Inhalt

Einleitung...1

Die Endometriose

Erscheinungsbild und Häufigkeit.......................5
Gutartige Zellwucherungen............................5
Aktivierte Endometriose.................................7
Eine chronische Krankheit..............................8
Vorkommen und Häufigkeit............................9
Unterschiedliche Schweregrade......................9
Symptome 11
Diagnose..14
Triade der Symptome...................................14
Gespräch und körperliche Untersuchung......14
Bauchspiegelung..15
Blutuntersuchungen.....................................17
Klassifikation und Schweregrade 19
Mögliche Ursachen..20
Verschleppung von Gebärmutterzellen 20
Umwandlung von gesunden Zellen 21
Überaktivität von Gebärmutter und Eileitern 22
„Immundefekt-Hypothese"..........................22
Vegetatives Nervensystem und Psyche.........24
Schadstoffe..24

Endometriose und Kinderwunsch 26

Die konventionelle Therapie

Medikamente 27
Schmerz- und entzündungsmindernde Arzneimittel 27
Hormontherapie 29
Operation 30
Probleme der konventionellen Therapie 31

Der Tipp aus der Wissenschaft: Klassische Homöopathie

Die Studie der Carstens-Stiftung 33
Homöopathie 36
Ähnliches mit Ähnlichem behandeln 36
Herstellung der Arzneimittel 38
Reize setzen 39
Homöopathie bei Endometriose 41
Eine betroffene Patientin berichtet 46

Naturheilkundliche Therapien

Die Stärkung der Selbstheilung 51
Ordnungstherapie 53

Die gesunde Darmfunktion 55
Verdauung – Grundlage der Gesundheit 55
Darmprobleme und ihre Ursachen 57
Lebensmittelzusatzstoffe 59
Ernährung 60
Allgemeine Empfehlungen 60
Ernährung bei Endometriose 62
Nährstofftherapie 64
Dem Stress begegnen 65
Konzentration statt Multitasking 66
Pausen, Aus-Zeiten, Regeneration 67
Bewegung 69
Pflanzenheilkunde 72
Mönchspfefffer 72
Traubensilberkerze 74
Kava Kava 74
Weihrauch 75
Frauenmantel 76
Umweltmedizin 77
Umweltgifte 77
Elektromagnetische Felder und Energiesparlampen 78
Oxidativer Stress 78
Die Konsequenzen 79

Chinesische und indische Medizin

Akupunktur 81
Ayurveda 83

Gezielte Tipps zur Selbsthilfe

Moortampons als unspezifisches Heilmittel 89
Unterstützung der Wundheilung nach einer Operation 91
Enzyme 91
Unterstützung des Darmmikrobioms 91
Homöopathie 92
Nährstoffe bei Dysmenorrhoe 94
Nebenwirkungen von GnRH-Analoga 95
Die gute alte Wärmflasche 96

Wichtige Internetseiten 99
Buchtipps 100
Verwendete und zitierte Quellen 100
Die Autorinnen 103

Einleitung

Endometriose ist eine Erkrankung, die schwer zu diagnostizieren und schwer zu behandeln ist. Experten gehen davon aus, dass 2–10 % der Frauen im gebärfähigen Alter an einer Endometriose leiden. Kommen chronische Unterleibsschmerzen und/oder Unfruchtbarkeit hinzu, steigt die Zahl der Betroffenen sogar auf 35–50 %. Die Endometriose schränkt die Lebensqualität der Frauen erheblich ein.

Steht der Befund fest, stellt sich die Frage nach der Therapie. Die konventionelle Medizin bietet vor allem die Hormontherapie und die Operation an. Viele betroffene Frauen jedoch fragen sich zurecht, ob es nicht noch andere, unterstützende Therapien gibt – und sie suchen Möglichkeiten, selbst aktiv zu werden.

Dieser Ratgeber informiert zunächst über die Endometriose, ihre möglichen Ursachen und die konventionellen Therapiemaßnahmen und stellt dann Therapien aus dem komplementärmedizinischen Spektrum vor. Im letzten Teil des Buches werden gezielte Empfehlungen und Tipps zur Selbsthilfe genannt.

Der Ratgeber basiert in Teilen auf einer von der Carstens-Stiftung geförderten Doktorarbeit, *Klassisch-Homöopathische Therapie bei Endometriose* von Martin Schantz, die 2003 im KVC Verlag erschien und deren Ergebnisse hier kurz wiedergegeben werden. Martin Schantz führte seine Studie an der Ambulanz für Naturheilkunde der Universitäts-Frauenklinik Heidelberg unter der Leitung von Prof. Dr. Ingrid Gerhard durch. Die Förderung der Ambulanz war eines der größten und wichtigsten Förderprojekte der Carstens-Stiftung.

Die komplementärmedizinischen Verfahren, um die es in diesem Buch geht, greifen nicht erst zum Zeitpunkt einer erfolgten Diagnose. Im Gegenteil: Es handelt sich um Therapien, die den Organismus harmonisieren und aufbauen – und die sich daher sowohl vorbeugend, bei subjektiven Beschwerden ohne objektiven Befund, als auch im Krankheitsfall einsetzen lassen. Sie sind auch bei Frauen mit starken Menstruationsschmerzen sinnvoll und können vor allem eingesetzt werden, wenn der Verdacht auf eine Endometriose besteht, aber dieser Verdacht noch nicht erhärtet wurde.

Zahlreiche Faktoren haben einen Einfluss auf die Wahl der im Einzelfall geeigneten Therapie. Deshalb möchten wir Ihnen anraten, einen Arzt oder eine Ärztin aufzusuchen, der oder die Erfahrung mit der Homöopathie und/oder Naturheilkunde hat, damit das gesamte Spektrum der Heilkunde ausgeschöpft werden kann.
Wir hoffen, dass der vorliegende Ratgeber Ihnen verdeutlicht, dass auch bei dieser Krankheit, die mit einem hohen Leidensdruck für die Betroffenen verbunden ist, eine ganze Reihe erfolgreicher Therapieverfahren existieren. Nutzen Sie diese Verfahren – sie können den Heilungsprozess unterstützen, sich selbst stärken, mögliche Ungleichgewichte ausbalancieren und Ihre Lebensqualität verbessern!

Erscheinungsbild und Häufigkeit

Gutartige Zellwucherungen

Unter einer Endometriose versteht man gutartige Wucherungen von Gebärmutterschleimhaut außerhalb der Gebärmutter. Die Gebärmutterschleimhaut, d. h. die Innenschicht der Gebärmutter, heißt Endometrium.
Die Wucherungen können ganz unterschiedliche Formen haben: Bläschen, Knötchen, Schleimhautinseln, Zysten, die sich zudem noch einkapseln und in andere Organe eindringen, knotig in die Tiefe einwachsende Zysten, tumorartige Herde. Mikroskopische Untersuchungen zeigen, dass sich dieses Gewebe in seiner Struktur vom „normalen“ Gewebe unterscheiden kann.
Die Wucherungen können auf dem Bauchfell, den Eileitern, den Eierstöcken, der Blase, dem Darm, aber auch im Gebärmuttermuskel selbst oder in der Scheidenwand auftreten.
In mehr als der Hälfte der Fälle liegt eine Gewebewucherung im so genannten Douglas-Raum vor, der sich zwischen der Gebärmutterhinterwand und dem Dickdarm befindet.

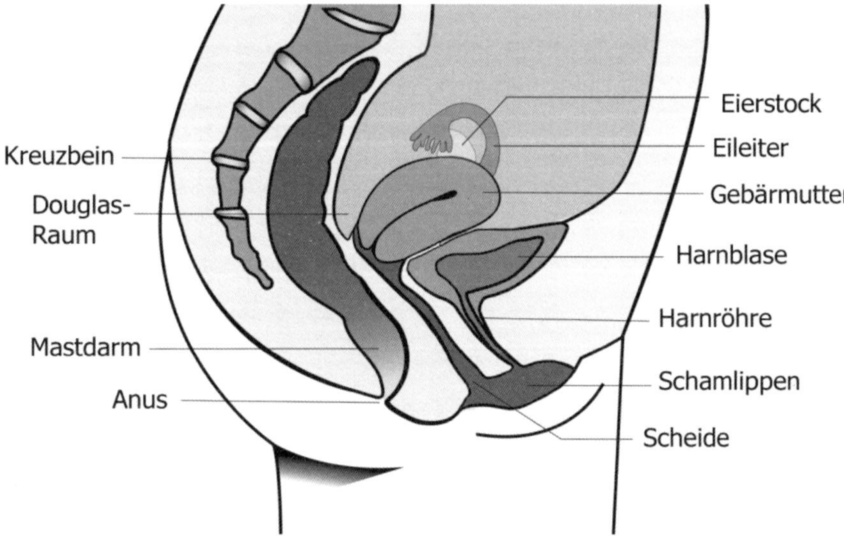

Beckenorgane der Frau

Endometriose ist eine Erkrankung von Frauen im gebärfähigen Alter. Die Zellwucherungen sind vielfach hormonabhängig und „funktionieren“ genauso wie die Schleimhautzellen in der Gebärmutter selbst: Im Laufe des Monatszyklus' bauen sie sich auf, um eine Schwangerschaft vorzubereiten. Auch die Endometriose-Herde werden durch den Einfluss weiblicher Geschlechtshormone aktiviert.
Die Beschwerden sind also zyklisch und treten bevorzugt im Zusammenhang mit der Menstruationsblutung auf. Die Schleimhautzellen wachsen, zerfallen dann während der Menstruation, und so kann es auch außerhalb der Gebärmutter zu Blutungen kommen.

Aktivierte Endometriose

Die Endometriose kann in „inaktiver“ oder „aktiver“ Form vorliegen. Wenn es tatsächlich zu Beschwerden kommt (und das ist etwa bei der Hälfte der betroffenen Frauen der Fall), spricht man von der aktiven oder aktivierten Form, bei der die Herde anfangen, sich zu entzünden, zu schmerzen oder möglicherweise auch zu bluten.

Bei der passiven Form gibt es zwar die Wucherungen, sie lassen sich sogar nachweisen, führen jedoch nicht zu Beschwerden. Hier ist der Körper der Patientin alleine in der Lage, mit dem versprengten Gewebe „umzugehen", ohne dass es zu Entzündungen oder Schmerzen kommt.

Eine chronische Krankheit

Die Endometriose ist eine chronische Krankheit mit einer sehr hohen Rückfallquote. Immer wieder flackern die Herde auf. Der Körper reagiert auf die Herde wie auf einen Fremdkörper mit Entzündung. Das sorgt natürlich für Beschwerden. Die Endometriose-Herde dehnen sich aus, streuen weiter und wachsen in die Tiefe des Gewebes.

Eine Operation kann Schmerzen lindern, indem Endometriose-Herde ausgeräumt werden, sie ist aber keine „kausale Therapie", die die Ursache behandelt. Man muss daher auch nach einer Operation immer wieder mit einem Aufflackern der Krankheit rechnen.

Vorkommen und Häufigkeit

Angaben über die Häufigkeit der Endometriose sind schwierig zu erheben. Für Mitteleuropa wird bei Frauen im gebärfähigen Alter eine Häufigkeit von 2–10 % geschätzt, manche Quellen gehen von 7–15 % aus, von denen wiederum die Hälfte behandlungsbedürftig ist. Berücksichtigt man auch minimale oder nur mikroskopisch nachweisbare Endometriose-Herde und Fälle, die symptomfrei verlaufen, so dürfte der Anteil in der allgemeinen Bevölkerung sehr viel höher liegen.

Unterschiedliche Schweregrade

Die Zahlen zeigen, dass das Erscheinungsbild, der Schweregrad und die Symptomatik der Endometriose außerordentlich variieren können. Es gibt leichte Formen, die weder Beschwerden verursachen, noch eine Behandlung erfordern. Oft werden sie per Zufall diagnostiziert und erfordern keine weitergehenden Maßnahmen.

Auf der anderen Seite gibt es ausgeprägte Formen der Endometriose mit wiederkehrend auftretenden, oft starken bis unerträglichen Beschwerden, meist im Zusammenhang mit der

Monatsblutung, die jedoch nicht als Endometriose diagnostiziert werden. Dies ist gar nicht so selten, wie Zahlen zeigen: Im Durchschnitt dauert es 7–10 Jahre vom Auftreten der ersten Symptome bis zur Diagnose. Die Hälfte der betroffenen Patientinnen hat bis zu diesem Zeitpunkt fünf oder mehr Ärzte aufgesucht.

> „Ich hatte meine ersten Beschwerden – sehr starke Menstruationsbeschwerden und Krämpfe – mit 16. Der behandelnde Arzt sagte, das käme vor, würde sich aber wieder normalisieren, wenn ich älter wäre. Ich sollte mit 20 wiederkommen. Das tat ich. Als sich jetzt immer noch nichts geändert hatte, sagte er, das sei halt so. Ich wusste damals nichts davon, dass es eine Krankheit wie die Endometriose gab. Und lebte fast zwanzig Jahre mit dieser Krankheit, bevor sie endlich diagnostiziert wurde" (Bericht einer Patientin).

So ist es für die Betroffenen auf der einen Seite ein Schock, auf der anderen Seite aber auch eine gewisse Erleichterung, wenn die Endometriose als Ursache ihrer Beschwerden diagnostiziert wird – und damit nicht nur eine Erklärung, sondern auch einen Behandlungsansatz liefert.

Symptome

Endometriose geht in erster Linie mit starken Schmerzen einher – Schmerzen während der Menses, beim Geschlechtsverkehr, beim Toilettengang.

Folgende Beschwerden und Symptome werden mit der Endometriose in Zusammenhang gebracht:

- Starke bis unerträgliche Menstruationsbeschwerden
- Schmerzen vor der Menstruation
- Chronische oder zyklische Schmerzen, vor allem im Beckenbereich, aber auch im gesamten Bauchraum
- Periodenabhängige Allgemeinsymptome wie Unwohlsein, diffuse Bauchbeschwerden, Völlegefühl
- Stimmungsschwankungen, Antriebsarmut
- Schmier- und Zwischenblutungen
- Schmerzen beim Geschlechtsverkehr
- Schmerzen und Blutbeimengungen beim Wasserlassen und/oder beim Stuhlgang
- Unfruchtbarkeit, ungewollte Kinderlosigkeit

Diese oft zermürbenden Beschwerden, für die es keine Erklärung und keine Hilfe zu geben scheint, die über Jahre bagatellisiert werden, bleiben häufig nicht ohne Spuren auf die psychische Verfassung. Sie führen zu Niedergeschlagenheit, Depression, Verzweiflung.

Die genannten Symptome machen auch deutlich, wie leicht die Endometriose mit anderen Erkrankungen verwechselt werden kann, z. B. mit seelisch oder stressbedingten Störungen oder mit vegetativen Störungen, bei denen es aufgrund einer Empfindlichkeit des vegetativen Nervensystems beispielsweise leicht zu Krämpfen kommt, ohne dass diese eine organische Ursache haben. Die vorhandenen Symptome können also tatsächlich andere Ursachen haben – Menstruationsbeschwerden treten bei der Hälfte der Frauen zwischen 30 und 40 Jahren auf.

Das klassische Schicksal einer Endometriose-Patientin in den ersten Jahren bedeutet leider, dass ihre Beschwerden nicht weiterverfolgt werden, sondern als außergewöhnlich starke Menstruationsbeschwerden oder psychosomatische Beschwerden interpretiert werden. So kommt es zu Fehldiagnosen. Häufig ist es erst die ungewollte Kinderlosigkeit, die den Anlass bietet, weitere Untersuchungen durchzuführen. Die Endometriose wird dann als Ursache der Kinderlosigkeit und der Beschwerden entlarvt.

Bei zyklusabhängigen Beschwerden des Unterbauches, welcher Art auch immer, sollte man grundsätzlich an eine Endometriose denken. Ein Endometriose-Fragebogen wird auf der Internetseite der Europäischen Endometriose-Liga angeboten unter: www.endometriose-liga.eu.

Diagnose

Triade der Symptome

Als die Triade der Symptome, bei denen man aufmerksam werden sollte, nennt Tieraona Low Dog, medizinische Leiterin des Tree House Center of Integrative Medicine in Albuquerque, New Mexiko:

- Menstruationsschmerzen
- Schmerzen beim Geschlechtsverkehr
- Ungewollte Kinderlosigkeit

Wenn diese drei Symptome gleichzeitig auftreten, sollte man an eine Endometriose denken und die entsprechende Diagnostik einleiten.

Gespräch und körperliche Untersuchung

Die Diagnose der Endometriose erfolgt in mehreren Schritten. Als erstes wird ein ausführliches Gespräch geführt.
Erhärtet wird der Verdacht dann durch verschiedene körperliche Untersuchungen:

- Die gynäkologische Untersuchung, u. U. mit rektaler Untersuchung. Hierbei werden die

Scheide, der Muttermund, die Eileiter, die Eierstöcke und das Bauchfell mit dem Douglas Raum beurteilt.

- Ultraschalluntersuchungen
- Ggfs. andere bildgebende Verfahren wie Computertomographie oder MRT

Bauchspiegelung

Letztendlich kann aber nur eine Bauchspiegelung (Laparoskopie) Gewissheit über das Vorliegen einer Endometriose verschaffen. Hierbei wird ein Endoskop (eine winzige Kamera) durch einen kleinen Schnitt in der Bauchdecke in den Bauchraum eingeführt, um die Organe zu inspizieren. Dabei werden auch Gewebeproben entnommen, um sie anschließend mikroskopisch zu untersuchen. Die Laparoskopie ist eine Operation, die unter Vollnarkose durchgeführt wird und alle Risiken einer OP beinhaltet. Sie kann ambulant oder stationär durchgeführt werden, aber nur in Zentren oder Praxen, die auf chirurgische Eingriffe eingestellt sind.
Die Bauchspiegelung gibt es erst seit den 1980er Jahren. Vor dieser Zeit wurden die betroffenen Frauen oft „als Simulantinnen, als Frauen mit

psychiatrischen Störungen oder Partnerkonflikten diskriminiert“ (Volkmann 2001).
Eine Vielzahl von Gynäkologen ist noch immer gegenüber einer Endometriose nicht ausreichend sensibilisiert. Gerade bei leichteren Beschwerden wird ein Arzt eher zurückhaltend sein, bevor er eine Bauchspiegelung mit Vollnarkose anordnet.
Und auch die Frauen spielen die Beschwerden vielleicht herunter, so dass der Arzt keinen Eindruck vom tatsächlichen Leidensdruck erhält. Vielleicht glauben sie, die Beschwerden seien normal, sie selbst seien vielleicht überempfindlich.
Wenige Frauen wissen, dass sich hinter schweren Menstruationsbeschwerden eine Endometriose verbergen kann. Klärt der Arzt sie dann nicht auf, wird es bei anderen Diagnosen oder Behandlungsstrategien bleiben.

Die Ergebnisse der Laparoskopie hängen vom Schweregrad, der Ausdehnung und der Lokalisation der Endometriose-Herde ab. Außerdem ist die Kompetenz des untersuchenden Arztes entscheidend.

Letztlich spielt die Tatsache, dass nur eine Operation mit allen damit verbundenen Risiken Aufschluss über die Erkrankung geben kann, eine große Rolle bei der langen Zeit bis zur Diagnosestellung. 7–11 Jahre vergehen mitunter, bis die Frau Gewissheit hat. In dieser Zeit nimmt sie Medikamente gegen Schmerzen und Entzündung sowie Hormone ein. Symptome werden unterdrückt, und die Endometriose verschlimmert sich.

Blutuntersuchungen

Es besteht der dringende Bedarf an alternativen Tests. Ein viel umforschtes Feld sind derzeit Biomarker. Biomarker oder biologische Marker sind z. B. Hormone, Entzündungsstoffe, Antikörper und viele andere Stoffe, die man im Blut, Urin und Endometrium findet. Ihre Abwesenheit, ihr Vorhandensein oder die Höhe ihrer Werte könnten messbare Veränderungen anzeigen und so Aufschluss über die Erkrankung geben.

Leider gibt es trotz zahlreicher Ansätze für die Diagnostik der Endometriose bis heute keinen aussagekräftigen Biomarker-Test. Die Erwartungen sind allerding groß, dass man in den nächsten Jahren neue Biomarker entdeckt und bereits erkannte validiert.

Klassifikation und Schweregrade

Es existieren verschiedene Klassifikationssysteme, um den Schweregrad der Endometriose zu beurteilen. Die gebräuchlichsten unter ihnen sind die revidierte Klassifikation der American Society for Reproductive Medicine (rASRM) und die endoskopische Endometriose-Klassifikation (EEC).

Bei der rASRM werden vier Schweregrade unterschieden: minimal, gering, mäßig, schwer. Der Arzt trägt bei der Befundung die Herde und ihre Größe auf einem Schema ein und bewertet sie mit Punkten. Bei der EEC beurteilt der Arzt den Schweregrad nicht nach einem Punkteschema, sondern nach dem schwerwiegendsten Einzelbefund.

Die unterschiedlichen Erscheinungsformen und Lokalisationen der Endometriose-Herde machen die Einteilung allerdings schwierig. Zu bedenken ist auch, dass bei einer Klassifikation weder der Aktivitätsgrad der Erkrankung noch die Befindlichkeit der einzelnen Patientin bewertet werden kann.

Mögliche Ursachen

Es gibt verschiedene Überlegungen zu Faktoren, die bei der Entstehung der Endometriose eine Rolle spielen. Jeder einzelne Faktor reicht dabei als Ursache nicht aus, wenn sie sich aber summieren – und sich möglicherweise auch gegenseitig verstärken –, könnte dies die Entstehung der Endometriose erklären.
Es scheint gesichert, dass eine erbliche Veranlagung besteht. Mehrere Studien beobachteten eine bis auf das Siebenfache erhöhte Krankheitshäufigkeit bei Müttern und Schwestern von Patientinnen. Wenn sich also in Ihrer Familie Fälle mit Endometriose häufen, ist es ratsam, den Frauenarzt zu informieren.

Verschleppung von Gebärmutterzellen

Die wahrscheinlichste Erklärung für die Entstehung einer Endometriose ist die Theorie von J. A. Sampson, nach der Schleimhautgewebe aus der Gebärmutterhöhle verschleppt wird. Zu dieser Verschleppung kann es kommen, wenn während der Menstruationsblutung winzige

Schleimhautfetzen von der Gebärmutter „rückwärts“ wieder in Richtung Eierstock gelangen (der Weg des Eies verläuft normalerweise vom Eierstock durch den Eileiter in die Gebärmutter). Man spricht hier auch von einer „retrograden Menstruation“.
Zwischen dem trichterartigen Ende des Eileiters und dem Eierstock befindet sich ein Spalt, der den Eileiter zum Bauchraum öffnet. Hier kann Gewebe in den Bauchraum gelangen. Warum bei manchen Frauen diese rückwärtsgerichtete Blutung zu einer Streuung von Gewebe führt bzw. zu einer Wucherung an falscher Stelle, bei anderen Frauen aber nicht, ist unklar.

Umwandlung von gesunden Zellen

Eine weitere Theorie zur Entstehung einer Endometriose geht von einer Umwandlung von Gewebe an Ort und Stelle des Herdes aus (Transformations-Hypothese). Sie berücksichtigt die Tatsache, dass sich Zellen „umprogrammieren“ können.

Überaktivität von Gebärmutter und Eileitern

Die Aktivität von Gebärmutter und Eileitern ist vom Hormonhaushalt geprägt. In einem komplexen Zusammenspiel sind unterschiedliche Hormone für die Reifung der Eizelle und den Aufbau der Gebärmutterschleimhaut zuständig. Bei Gelbkörperhormonmangel ist nicht nur der Aufbau der Gebärmutterschleimhaut verändert, auch die Aktivität der Gebärmuttermuskulatur steigt an, was zu einer Überaktivität führen kann. Bei der Periode wird dann vermehrt Blut mit Schleimhautzellen durch die Eileiter in den Bauchraum gedrückt. Auch durch Stress, vegetative Störungen oder einen Magnesiummangel verkrampft sich die Gebärmutter stärker und unregelmäßiger.

„Immundefekt-Hypothese“

Das Hormonsystem ist eng mit dem Immunsystem verbunden, so dass auch ein Einfluss des Immunsystems auf das Hormonsystem – und damit auf den Unterleib – zu bedenken ist.

So stützt sich eine weitere Theorie der Krankheitsentstehung auf den Umstand, dass das Immunsystem bei Endometriose-Patientinnen nicht in der Lage ist, die Wucherungen zu verhindern. Sie wird als „Immundefekt-Hypothese“ bezeichnet.

Es gibt verschiedene Studien zur möglichen Rolle des Immunsystems bei der Endometriose-Entstehung. Man hat z. B. untersucht, ob bei Endometriose-Patientinnen bestimmte Abwehrzellen des gesunden Immunsystems (Lymphzellen, Immunglobuline) erhöht sind. Außerdem wurden so genannte Auto-Antikörper analysiert, die für eine Auto-Immunerkrankung sprechen. Die Untersuchungen ergaben, dass bestimmte Abwehrzellen, vor allem die so genannten Makrophagen, bei der Endometriose erhöht waren. Allerdings blieb unklar, ob es sich um eine Ursache oder eine Wirkung der Endometriose handelt. Auch im Hinblick auf die Auto-Antikörper waren die Ergebnisse nicht eindeutig. Nichtsdestotrotz scheint es plausibel, bei einer Erkrankung wie der Endometriose auch das Immunsystem als mögliche Ursache zu berücksichtigen und in die Therapie mit einzubeziehen.

…getatives Nervensystem und Psyche

Jede Frau weiß aus eigener Erfahrung, dass Nerven und Hormone eng miteinander verzahnt sind. Eine unausgeglichene hormonelle Situation kann sich unmittelbar auf die Psyche niederschlagen, und die Psyche bleibt nicht ohne Einfluss auf das Hormonsystem.
Auch das vegetative Nervensystem, das unsere unbewussten Vorgänge steuert (z. B. Atmung, Kreislauf, Herzschlag, Verdauung, Schlaf), kann vom Hormonhaushalt beeinflusst werden, und anders herum hat eine vegetative Labilität einen Einfluss auf den Hormonhaushalt. Eine derartige „vegetative Disposition“ bedeutet, dass man körperlich sensibler auf Reize von außen reagiert als Menschen mit einer nervlich robusteren Konstitution.

Schadstoffe

Es gibt Untersuchungen dazu, ob Frauen mit Endometriose vermehrt mit Schadstoffen belastet sind. Da PCB, DDT oder Dioxin auf den Hormonhaushalt wirken oder selber eine hormonähnliche Wirkung auf die Zellen entfalten, ist es

denkbar, dass diese Schadstoffe einen Einfluss auf die Entstehung der Endometriose haben.
Frauen, die 1976 dem Chemieunfall in Seveso und damit einer sehr hohen Dioxinkonzentration ausgesetzt waren, litten auffällig häufig unter einer Endometriose.
Auch wurde bei Endometriose-Patientinnen im Sekret des Bauchfells eine höhere Konzentration an PVC-Weichmachern, so genannten Hormonimitatoren, gemessen als bei gesunden Frauen.
Außer diesen eindeutigen Schadstoffen können auch Medikamente und Medikamentenunverträglichkeiten mögliche Ursachen der Endometriose sein.

Endometriose und Kinderwunsch

In vielen Fällen wird den Beschwerden der Frau erst auf den Grund gegangen, wenn ein unerfüllter Kinderwunsch besteht. Frauen mit unerfülltem Kinderwunsch leiden häufig unter einer Endometriose!

Die Diagnose geht dann nicht nur mit dem Schock der Erkrankung, sondern auch mit der Sorge einher, dass die Endometriose eine Schwangerschaft nachhaltig verhindert.

Auch die Strategien der konventionellen Medizin führen zu einer weiteren Zeitverzögerung (Hormonbehandlung) oder gehen mit dem Risiko einer Rezidivbildung einher.

Komplementärmedizinische Verfahren zielen darauf ab, den Körper und die komplexen Regulationssysteme im Körper zu harmonisieren und zu stärken. Im Falle der Endometriose wäre dies eine Harmonisierung des Hormon- und des Immunsystems.

Die konventionelle Therapie

Die konventionelle Therapie der Endometriose basiert maßgeblich auf zwei Säulen: der Medikamenteneinnahme und der Operation.

Medikamente

Schmerz- und entzündungsmindernde Arzneimittel

Zur Behandlung akuter Schmerzen werden bei der Endometriose vor allem drei Mittel eingesetzt: Ibuprofen, Naproxen und Tramadol. Schmerzmittel sind für den Notfall gedacht und nicht zur Dauertherapie geeignet.

! Bei allen Schmerzmitteln besteht die Gefahr, von Nebenwirkungen und Abhängigkeit. Gehen Sie bitte sorgsam damit um und besprechen sich mit dem Arzt!

– Ibuprofen ist schmerz- und entzündungsmindernd und wird vor allem bei leichten bis mittleren Schmerzen eingesetzt. Häufige Nebenwirkungen sind Beschwerden im Magen-

Darmtrakt wie Übelkeit, Magenschmerzen oder Durchfall.

- Naxopren ist ein schmerzstillendes und entzündungshemmendes Mittel, das eine lange Wirkdauer von bis zu zwölf Stunden hat. Die Einnahme kann Kopfschmerzen, Schwindel, Müdigkeit und Verdauungsstörungen hervorrufen.
- Tramadol ist ein verschreibungspflichtiges Schmerzmittel, das zur Gruppe der Opioide gehört. Es wird bei mittleren und starken Schmerzen eingesetzt. Seine Wirkung basiert auf einer Hemmung der Schmerzwahrnehmung. Gleichzeitig wirkt es antidepressiv. Unter den zahlreichen Nebenwirkungen sind Übelkeit und Schwindel die häufigsten.

So notwendig und sinnvoll schmerz- und entzündungshemmende Mittel im Notfall sind, zögern sie doch auch durch die Unterdrückung der Symptome die endgültige Diagnose der Endometriose hinaus.

Hormontherapie

Zur Behandlung der Endometriose selbst werden hormonell wirksame Präparate verordnet. Da Östrogene die Endometriose-Herde aktivieren, die Schmerzen auslösen oder verstärken, versucht man, den Östrogenspiegel zu manipulieren.

- Der Eisprung wird durch die Gabe einer Antibabypille unterdrückt. Man gibt diese Kombination aus Östrogen und Gestagen kontinuierlich, so dass die Schleimhaut in der Gebärmutter und die Endometriosezellen degenerieren, die Blutung bleibt aus
- Noch stärker wirken die so genannten GnRH Analoga. Sie unterdrücken ebenfalls den Eisprung und trocknen durch die fehlenden weiblichen Hormone die Endometriose-Herde aus. Die Blutung bleibt aus, und die Schmerzen werden gedämpft. Durch diese Therapie wird für die Dauer der Behandlung ein wechseljahresartiger Zustand mit den entsprechenden unangenehmen Nebenwirkungen erzeugt. Das ist zwar für ein halbes Jahr tolerabel, aber eine Dauerbehandlung damit ist nur möglich, wenn zusätzlich ein Hormonpräparat gegeben wird.

– Reine Gestagenpräparate unterdrücken bei kontinuierlicher Gabe ebenfalls die Hypophysen-Ovar-Achse, so dass der Östrogenspiegel niedrig ist. Manchen Frauen wird mit derselben Zielsetzung auch eine gestagenhaltige Spirale empfohlen.

Operation

Die Operation zielt auf eine Entfernung der Endometriose-Herde ab. Dies kann bereits bei der Laparoskopie erfolgen, bei der auch – bei unerfülltem Kinderwunsch – die Eileiter auf Durchgängigkeit geprüft werden. Je besser die Operation gemacht wird und je gründlicher die Endometriose-Herde entfernt werden, umso größer ist die Chance, dass das Immunsystem den Rest der Arbeit selber erledigen kann oder gut auf komplementäre Methoden ansprechen wird.
In ganz schweren Fällen (ohne Kinderwunsch) wird die Entfernung von Gebärmutter, Eileitern und Eierstöcken in Erwägung gezogen. Allerdings werden dadurch die Wechseljahre eingeleitet.

Probleme der konventionellen Therapie

Die Verfahren der konventionellen Diagnostik und Therapie sind begrenzt und mit der Gefahr von Nebenwirkungen verbunden. Schmerzmittel, Hormone und Operation bieten zwar wichtige Optionen in der Behandlung der Endometriose an. Problematisch ist allerdings – wenn man ausschließlich diese Verfahren in Anspruch nimmt –, dass die Endometriose nicht kausal behandelt wird, also nicht an der Ursache angesetzt wird. Dadurch kann es zu Rezidivbildung, d. h. zu erneuter Wucherung auch nach erfolgter Operation, kommen.
Bei der Endometriose ist daher immer ein Blick über den Tellerrand als Begleitbehandlung sinnvoll. In den nächsten Kapiteln stellen wir Ihnen eine Reihe von Möglichkeiten vor, die Sie ausprobieren können.

Der Tipp aus der Wissenschaft: Klassische Homöopathie

Die Studie der Carstens-Stiftung

Die Carstens-Stiftung förderte schon Mitte der 1990er Jahre die Promotionsarbeit von Martin Schantz über die Wirksamkeit der klassischen Homöopathie bei Frauen mit Endometriose.
28 Patientinnen mit gesicherter Endometriose der Stadien I–IV (minimal, gering, mäßig, schwer) und Rezidiven trotz operativer und hormoneller Therapie wurden über zwölf Monate mit homöopathischen Einzelmitteln behandelt und drei Monate nachbeobachtet. Vor der Therapie, nach sechs und nach zwölf Monaten wurden gynäkologische Tastbefunde erhoben, der CA12-5-Wert gemessen (ein Tumormarker, der einen Hinweis auf Schweregrad und Erfassung von Rezidiven liefert), Ultraschall durchgeführt, Beschwerdelisten ausgegeben und die Lebensqualität beurteilt. Folgende Zielkriterien wurden durch die Fragebögen erfasst:

- Endometriosebedingte Beschwerden: Blutungsstörungen, Schmerzen, psychische Beschwerden

– Allgemeinzustand (zur Beurteilung von Nebenwirkungen, wie sie auch bei der konventionellen Endometriose-Therapie auftreten können): Hitzewallungen, Nachtschweiß, Übelkeit, Kopfschmerzen, Trockenheit der Scheide, Gewichtsveränderungen, Veränderungen der Körperbehaarung, Gemüts- oder Stimmungsschwankungen

Von den 28 Frauen hatten 13 Frauen einen Kinderwunsch. Von ihnen wurden acht Frauen im Beobachtungszeitraum schwanger. Zwei weitere Frauen setzten die homöopathische Therapie fort und wurden außerhalb des Beobachtungszeitraums schwanger.
Unter der klassisch homöopathischen Behandlung nahmen die in Zusammenhang mit der Endometriose stehenden Beschwerden im Durchschnitt um die Hälfte ab. Verschlechterungen des Allgemeinzustandes ließen sich dagegen nicht nachweisen. Ebenso reduzierte sich die Anzahl tastbarer Herde (Knötchen u. ä.).
Der CA12-5-Wert blieb bei 25 Patientinnen unverändert, bei einer Patientin fiel er deutlich ab, eine weitere Patientin musste vorzeitig an Endometriose-Zysten bei CA12-5-Anstieg operiert

werden. Bei einer anderen Patientin stieg der CA12-5-Wert an, ohne dass subjektiv oder objektiv ein Fortschreiten der Endometriose zu beobachten war.
Die klassische Homöopathie kann aufgrund ihrer günstigen Wirkung auf die Schmerzen nach einer Operation der Endometriose erfolgreich eingesetzt werden. Sind die Eileiter durchgängig, so lassen sich bei Endometriose-Patientinnen mit Kinderwunsch und Geduld auch erfreulich gute Schwangerschaftsraten erzielen.

Homöopathie

Die Homöopathie ist ein Therapiesystem, das ein anderes Verständnis von Gesundheit und Krankheit und entsprechend auch einen anderen therapeutischen Ansatz hat als die konventionelle Medizin. Grundannahme der Homöopathie ist die Vorstellung, dass die äußeren Krankheitszeichen lediglich Symptome darstellen, die eigentliche Ursache der Erkrankung jedoch in einer geschwächten Lebenskraft besteht. Um die Lebenskraft zu stärken – heute würde man wohl von einer Verbesserung der Selbstregulation sprechen – und sie darin zu unterstützen, die Krankheit zu überwinden, wird ein spezifischer Reiz gesetzt. Dieser Reiz besteht aus einem auf die individuelle Situation – und bei der klassischen Homöopathie auf die Gesamtpersönlichkeit – abgestimmten Arzneimittel.

Ähnliches mit Ähnlichem behandeln

Die Auswahl des Arzneimittels gehorcht in der Homöopathie anderen Regeln als in der konventionellen Medizin, bei der maßgeblich der

Wirkstoff und der Wirkstoffgehalt des Arzneimittels eine Rolle spielen. Grundregel der Homöopathie ist vielmehr die so genannte Ähnlichkeitsregel, die von dem Apotheker, Chemiker und Arzt Samuel Hahnemann formuliert wurde. Sie lautet *similia similibus curentur* – Ähnliches möge mit Ähnlichem behandelt werden. Dies bedeutet, dass im Krankheitsfall Arzneimittel eingesetzt werden, die beim Gesunden ähnliche Beschwerden oder Auffälligkeiten hervorrufen.

Zwei einfache Beispiele für diese Vorgehensweise sind die Brennnessel und Kaffee. Die Brennnessel wird als homöopathisches Arzneimittel bei genau den Beschwerden verwendet, die sie selbst erzeugt: bei brennenden, juckenden Bläschen auf der Haut. Coffea, das Arzneimittel aus der Kaffeebohne wird eingesetzt, wenn man nachts nicht schlafen kann und einem unzählige Dinge durch den Kopf gehen, obwohl man eigentlich sehr müde ist – wie nach einer späten Tasse Kaffee.

Welche Effekte die Einnahme einer (homöopathisch aufbereiteten) Substanz beim Gesunden hervorruft, wird in so genannten Arzneimittelprüfungen ermittelt. Die Symptome aller Arzneimittelprüfungen finden sich in Symptomenverzeichnissen (Repertorien). Im Krankheitsfall werden insbesondere die auffälligen, ungewöhnlichen und individuellen Symptome notiert, gewichtet und nachfolgend ermittelt, welches Arzneimittel in seinem „Arzneimittelbild“ der individuellen Symptomatik am ähnlichsten ist.

Herstellung der Arzneimittel

Neben der Ähnlichkeitsregel ist ein wesentliches Kennzeichen der Homöopathie das Verarbeitungsverfahren: Da Hahnemann auch zahlreiche Giftstoffe zu Arzneimitteln verarbeitete, entwickelte er, um Nebenwirkungen zu mindern und die Heilkraft zu steigern, eine eigene Verarbeitungsform: die so genannte Dynamisierung oder Potenzierung. Dafür wird der eigentliche Arzneistoff mit einem Trägermittel (Milchzucker, Alkohol, Wasser) stufenweise verarbeitet, wobei jede Stufe nach einem bestimmten Schema rhythmisch verschüttelt oder verrieben wird, bevor sie weiterverarbeitet wird. Die

rhythmische Verschüttelung ist dabei von besonderer Bedeutung, die Homöopathie ist nicht mit einer einfachen Verdünnung zu verwechseln.
Die Potenzen der D-Reihe (Dezimalpotenzen) werden in Zehnerschritten, die Potenzen der C-Reihe (Centesimalpotenzen) in Hunderterschritten verarbeitet. Eine D3 bedeutet damit, dass die Ausgangssubstanz 3 x im Verhältnis 1:10 (1 Teil Ausgangssubstanz, 9 Teile Lösungsmittel) verarbeitet wurde, die D30 entsprechend 30 x im Verhältnis 1:10. Eine C30 Potenz ist eine Arznei, bei der die Ausgangssubstanz in 30 Schritten im Verhältnis 1:100 (1 Teil Ausgangssubstanz, 99 Teile Lösungsmittel) verarbeitet wurde. In einer solchen Potenz ist rein rechnerisch kein Molekül der Ausgangssubstanz vorhanden – Anlass für die Kritiker, die Homöopathie anzuzweifeln.

Reize setzen

Es ist wichtig, zu verstehen, dass das homöopathische Arzneimittel nicht wie ein schulmedizinisches Präparat aufgrund eines Wirkstoffes heilt, sondern im Sinne einer Information, eines individuell abgestimmten Reizes, der durch die Ähnlichkeit mit den vorherrschenden Krankheitssymptomen einen Impuls setzt, die Lebenskraft stimuliert und zu einer Harmonisierung und Regulierung auf körperlicher wie auf seelischer Ebene führt.

Die klassische Homöopathie ist eine Form der Homöopathie, bei der vom Arzt nach umfangreicher Befragung über körperliche, seelische und geistige Beschwerden, Familiengeschichte, Lebensgewohnheiten, Vorlieben und Abneigungen, Ängste, Träume etc. ein Einzelmittel gewählt wird, das der Gesamtheit der Symptome am ehesten entspricht.

Ein Beispiel für ein typisches konstitutionelles Mittel ist das homöopathische Arzneimittel aus der Brechnuss (Nux vomica), einer giftigen Nuss, deren Einnahme zu einer Übererregung des Nervensystems führt. Das homöopathische Arzneimittel ist für Menschen geeignet, die durch eine dem Vergiftungsbild ähnliche innere Anspannung geprägt sind. Kennzeichen für einen Nux vomica-Typ sind Nervosität und Reizbarkeit, Unruhe und unruhiger Schlaf wie auch eine Überempfindlichkeit gegenüber Sinneseindrücken.

Man unterscheidet die klassische Homöopathie von Strömungen der Homöopathie, die das Arzneimittel ohne Individualisierung einsetzen („bewährte Indikation“) oder auch verschiedene Arzneimittel mischen (Kombinationsmittel).

Homöopathie bei Endometriose

Die Mittel der klassischen Homöopathie

In der zuvor genannten Studie von Martin Schantz wurden insgesamt 30 homöopathische Einzelmittel eingesetzt. Die häufigsten waren Causticum, Carcinosinum, Lycopodium, Natrium chloratum (muriaticum), Sepia und Thuja occidentalis.
Auch die Frauenärztin Dr. Anja Maria Engelsing beschreibt Natrium chloratum (muriaticum), Sepia und Thuja als häufig verordnete Arzneien und hat zusätzlich gute Erfahrungen mit Calcium fluoricum, Colocynthis, Magnesium phosphoricum, Pulsatilla und Silicea gemacht. Außerdem behandelt sie Patientinnen auch mit eher unbekannten „kleinen“ Mitteln, vor allem mit Lapis albus und Folliculinum (Engelsing 2006). Die Wahl des Mittels, so betont

sie, erfolgt immer nach streng konstitutionellen Kriterien.
Die beiden letztgenannten werden im Folgenden ein wenig näher betrachtet (vgl. Engelsing 2009: 99).

Lapis albus

Lapis albus ist Gneis aus Bad Gastein und entspricht stofflich Fluorcalciumsilicat. Im Arzneimittelbild finden sich andauernde, brennende, stechende Schmerzen im Bauchraum und im Uterus sowie ein Anschwellen der Schilddrüse und der Lymphknoten.
In der Homöopathie wird Lapis albus bei (gutartigen) Tumoren (Myome), besonders wenn diese mit Schmerzen in den Brüsten verbunden sind, eingesetzt.
Charakteristisch für die Wahl von Lapis albus sind starke Schmerzen im Unterleib unmittelbar vor und während der Menstruation.
Häufig besteht gleichzeitig ein allgemeines Krankheitsgefühl. Die Beschwerden werden mit fließender Menstruation besser.

Folliculinum

Das Mittel Folliculinum wird aus dem Hormon Estron hergestellt, das ein starkes Östrogen ist. Das Mittel ist angezeigt bei Frauen mit häufigen, schmerzhaften Entzündungen im Unterleib. Typischerweise tritt bei den Frauen ein Prämenstruelles Syndrom auf, dem schmerzende Perioden mit langen, starken, klumpigen Monatsblutungen folgen. Die Schmerzen bessern sich durch den Menstruationsfluss.

Bewährte Indikation und Kombinationsmittel

Neben den individuell gewählten Mitteln gibt es homöopathische Mittel, die sich bei bestimmten Beschwerdebildern besonders bewährt haben. Die Wahl des Mittels beruht dann nicht auf den individuellen Symptomen, sondern auf der jahrelangen Erfahrung von Therapeuten, die das Mittel erfolgreich eingesetzt haben.

Als bewährtes Einzelmittel bei Endometriose wird das homöopathische Arzneimittel Borax D6 genannt. Borax ist ein natürliches Mineralsalz, das in homöopathischer Verdünnung laut

Dittmar (1989) gegeben wird, wenn die Behandlung mit Hormonen nicht vertragen wird oder kontraindiziert ist.

Für bestimmte Symptome im Zusammenhang mit einer Endometriose können nach Wienhard und Tinneberg (2003) außerdem drei Kombinationsmittel eingesetzt werden: Agnus castus Pentarkan, Magnesium phosphoricum Pentarkan und Millefolium Pentarkan.

Agnus castus Pentarkan® ist bei Unregelmäßigkeiten im Menstruationsrhythmus angezeigt. Agnus castus ist der Mönchspfeffer oder Keuschlamm, der bei Zyklusstörungen eingesetzt wird. Die Autoren empfehlen, bei akuten Beschwerden jede Stunde eine Tablette einzunehmen (max. 12 Tabl./ Tag), bis Besserung eintritt, in chronischen Fällen 1–3 mal 1 Tablette täglich.

Magnesium phosphoricum Pentarkan® wird bei schmerzhafter Regel eingesetzt. Die Autoren empfehlen, bei akuten Beschwerden jede Stunde eine Tablette einzunehmen (max. 12 Tabl./ Tag), bis Besserung eintritt, in chronischen Fällen 1–3 mal 1 Tablette täglich.

Magnesium phosphoricum wirkt vor allem krampflösend und schmerzlindernd.

Millefolium Pentarkan® wird aus der Schafgarbe hergestellt. Das Mittel wird eingesetzt bei starker Blutung und Menstruationsbeschwerden mit Kreuzschmerzen und Krämpfen im Unterbauch. Die Autoren empfehlen, bei akuten Beschwerden jede Stunde eine Tablette einzunehmen (max. 12 Tabl./ Tag), bis Besserung eintritt, in chronischen Fällen 1–3 mal 1 Tablette täglich.

Eine betroffene Patientin berichtet

Die Frage, ob Kinder – ja oder nein – hatte sich mir nie gestellt. Kinder wollte ich eigentlich immer haben. Nur eilig hatte ich es mit dem Nachwuchs nicht. In meiner Lebensplanung waren Kinder erst für die Zeit nach Studium, Referendariat, Doktorarbeit und ein/zwei Jahren Berufstätigkeit vorgesehen.
Der Gedanke, dass der Kinderwunsch mit Mitte 30 problematisch für mich werden könnte, kam mir nicht. Doch dann, mit einem Mal, schien mein ganzer Lebensentwurf in Frage gestellt zu sein, das „Kinderkriegen" wurde plötzlich zum Thema und mehr und mehr zum Problem, das allgegenwärtig wurde.
Es begann mit wahnsinnigen Bauchkrämpfen bei der Menstruation. Regelschmerzen hatte ich seit meiner ersten Periode. Alle konsultierten Frauenärzte meinten, damit müsste ich leben. Doch diesmal war es so schlimm, dass ich gleich ins Krankenhaus eingewiesen wurde. Nach Ultraschalluntersuchung hieß die Diagnose: starke Endometriose an beiden Eierstöcken. Therapie: sofortige Operation. Vorher fragten mich die Ärzte, ob ich mit knapp 33 Jahren noch Kinder

haben wollte. Diese Frage irritierte mich sehr, war mir doch zu dem Zeitpunkt noch völlig unbekannt, dass eine Endometriose ein großes Hindernis für eine Schwangerschaft sein könnte. Auf meine Antwort hin, dass Kinder auf jeden Fall geplant seien, versprachen die Ärzte mir, möglichst viel von den beiden Eierstöcken zu erhalten.

Direkt nach der OP wurde mir mitgeteilt, dass ich jetzt möglichst schnell versuchen sollte, Kinder zu bekommen. Die Chance sei jedoch sehr gering, da sich die Endometriose immer wieder neu bilden könnte. Der zweite Teil der Aussage bewahrheitete sich leider schnell, nach 1 ½ Jahren lag ich wieder unter dem Messer. Danach rieten mir die Ärzte dringend zu einer Insemination, in die mein Mann und ich nach langem Abwägen des Für und Wider einwilligten. Der erste Versuch blieb erfolglos. Mit der damit verbundenen Enttäuschung wuchsen die Zweifel an dieser technischen Prozedur. Wir beide – mein Mann und ich – empfanden diese Form der Befruchtung als ziemlich entwürdigend.

Der Start ins Berufsleben und der damit verbundene Umzug kamen mir sehr gelegen, das Projekt „Kinder“ erst einmal mit gutem Grund verdrängen zu können.
Doch die Zeit arbeitete gegen mich, und es dauerte nicht lang, dass mich jedes neu geborene Baby im Verwandten- und Freundeskreis in große seelische Konflikte stürzte. Immer wieder kreisten die Gedanken um die Fragen, ob mein Kinderwunsch wirklich groß genug war, um eine erneute Insemination oder gar eine In vitro-Fertilisation – bzw. mehrere – über uns „ergehen“ zu lassen?
Wir stellten außerdem Fragen nach den Erfolgsaussichten, nach Mehrlingsschwangerschaften und möglichen Behinderungen der geborenen Kinder. Oder konnten wir uns ein Leben ohne Kinder vorstellen? Konnte ich meine Unfruchtbarkeit als eine Art „Behinderung“ anerkennen, ohne mir später den Vorwurf zu machen: „Warum hast du damals nicht alles versucht?“
Auch die Frage der Adoption stellten wir uns und beschäftigten uns eingehend mit diesem Thema und den damit verbundenen Problemen. Nach langem Hin und Her entschieden wir uns

für diese Möglichkeit und leiteten die erforderlichen Schritte ein.
Zur gleichen Zeit hörte ich von dem Projekt der Carstens-Stiftung „Homöopathie bei Fertilitätsstörungen“. Nachdem ich mich ausführlich über die in Heidelberg durchgeführten Studien informierte hatte, wusste ich: Das ist mein Weg!
Ich ging zu einem homöopathischen Arzt und erzählte ihm zwei Stunden lang meine Lebens- und Krankengeschichte. Es war faszinierend, was er alles von mir wissen wollte. Und es ging bei weitem nicht nur um meine Kinderlosigkeit. Er „durchleuchtete“ Stück für Stück meinen Körper von Kopf bis Fuß und meine Seele dazu. Zwei Tage später schickte er mir drei kleine Kügelchen zu. Mein Konstitutionsmittel. Mit Staunen und Unglauben schaute ich diese drei Globuli an: „Die sollen es nun bringen?“
Es dauerte ein halbes Jahr, und ich wurde schwanger – mit 38 Jahren und trotz Endometriose und Myomen. Die Schwangerschaft war völlig unproblematisch, und nach neun Monaten kam unsere gesunde Tochter auf die Welt, 2 ¾ Jahre später unsere zweite Tochter.

Ich weiß nicht genau, was mir geholfen hat: die drei Kügelchen oder das zweistündige Gespräch oder die neue Zuversicht, die der homöopathische Arzt in mir geweckt hat. Wahrscheinlich alles zusammen.

Die Stärkung der Selbstheilung

Bei der Eröffnung der Ambulanz für Naturheilkunde im Jahr 1993 sagte Prof. Dr. Ingrid Gerhard: „Unsere Patientinnen sind viel aufgeklärter und offener, als wir es oft wahrhaben wollen. Sie lernen, wieder auf die Signale des Körpers zu hören, und sind bereit, zunächst ungewohnte Lebensumstellungen oder Einschränkungen auf sich zu nehmen, um wieder ganz gesund zu werden.“

An der Ambulanz für Naturheilkunde der Universitäts-Frauenklinik Heidelberg war die Behandlung von Frauen mit unerfülltem Kinderwunsch ein Schwerpunkt. Die komplementärmedizinische Behandlung war oft ein letzter Strohhalm für die Patientinnen.

Die Verfahren der Komplementärmedizin haben das Ziel, den Organismus zu stärken, mögliche Ungleichgewichte auszubalancieren, mögliche Defizite zu füllen. Die Mitarbeit der Patientinnen und Patienten ist dabei wichtig, denn die Basis der Gesundheit ist eine gesunde Le-

bensführung mit einem ausgewogenen Verhältnis von Bewegung und Entspannung, Arbeit und Muße sowie gutem Essen. Auch auf die Psyche wird großer Wert gelegt.
Im Folgenden stellen wir diverse komplementärmedizinische Verfahren vor, die sich bei Endometriose zur unterstützenden Behandlung bewährt haben. Dazu zählen Regulationsverfahren wie die Akupunktur, die indische Medizin und die wichtigsten Säulen der Naturheilkunde und modernen Mind-Body-Medizin: Ordnung, Ernährung, Bewegung, Entspannung und Pflanzenheilkunde. Überlegungen zur Umweltmedizin runden das Kapitel ab.

Ordnungstherapie

Der Gedanke, dass Krankheit ein Ungleichgewicht verschiedener Aspekte des Lebens – z. B. Ruhe und Bewegung, Anspannung und Entspannung – darstellt, spielt in der europäischen traditionellen Medizin eine große Rolle: Die Ordnung des Lebens und die Kunst der rechten Lebensführung (in der Antike als *diaita* bezeichnet) sind zentral.
Entsprechend wird man aus Sicht der traditionellen europäischen Naturheilkunde bei einer Endometriose-Patientin darauf achten, dass die Säulen der Gesundheit – dazu gehören Ernährung, Entspannung, Bewegung, psychisches Wohlbefinden – stabil und aufrecht stehen. In der modernen Mind-Body-Medizin, die das alte Wissen für moderne Zeiten aufbereitet hat, käme zu den bekannten Säulen noch das Stressmanagement dazu.
Der Sinn der Ordnungstherapie ist also nicht, gezielt etwas gegen die Endometriose-Herde zu unternehmen. Vielmehr geht es darum, den gesamten Menschen in einen Zustand zu bringen, in dem überschießende Reaktionen (wie die

Wucherungen der Schleimhautzellen „am falschen Ort") wieder beruhigt werden.
Das gleiche Prinzip wird auch bei anderen Erkrankungen angewandt, bei denen eine Fehlregulation mit beteiligt ist: bei überschießenden Immunreaktionen (Allergien, Heuschnupfen, Asthma), bösartigen Wucherungen (Krebs), Überfunktionen von Organen (Schilddrüsenüberfunktion, erhöhter Blutdruck), oder bei zu schwachen Funktionen wie mangelnder Abwehr mit häufigen Infekten, Kältegefühl, schwacher Blase etc. Auch wenn man zu sehr „unter Strom" steht und dies sich in Form von vegetativen Beschwerden wie Schlafstörungen, Nervosität, Verdauungsbeschwerden, nervösen Kopfschmerzen etc. äußert, kann mit der modernen Ordnungstherapie erfolgreich behandelt werden.
Aus naturheilkundlicher Sicht wird der Organismus durch die neue Ordnung der Lebensführung gestärkt.

Die gesunde Darmfunktion

Verdauung – Grundlage der Gesundheit

Die Verdauung ist eine Grundlage der Gesundheit. Gibt es hier Probleme, wirkt sich dies indirekt auf alle anderen Organe aus. Und so ist es auch bei der Endometriose wichtig, ein Augenmerk auf den Magen-Darmtrakt zu werfen.
Michaela Döll, Professorin für Lebensmittelchemie, beschreibt anschaulich, wie ein gesunder Darm nicht nur die Gesundheit, sondern das Wohlbefinden allgemein fördert: „Vielen Menschen ist nicht bewusst, dass dieses fleißige Organ neben der Verdauung noch eine Reihe weiterer wichtiger Aufgaben übernimmt. So ist der Darm unser wichtigstes Immunorgan – hier sitzen etwa zwei Drittel der Abwehrzellen. Chronische oder wiederkehrende Infekte, Abwehrschwächen, Entzündungen und Allergien nehmen häufig hier ihren Anfang."
Ein gesunder Darm braucht ein ausgewogenes Verhältnis einer Vielzahl von Keimen, die dort angesiedelt sind und Darmmikrobiom oder Darmflora heißen. Zur Unterstützung einer

funktionsfähigen Darmflora ist es sinnvoll, probiotische Keime zuzuführen und sich ausgewogen zu ernähren.
Ganz allgemein ist es dazu sinnvoll, regelmäßig Sauermilch in Form von Joghurt, Kefir oder Dickmilch zu sich zu nehmen und/oder milchsauer vergorenes Gemüse wie eingelegte Rote Bete, Sauerkraut oder Kanne Brottrunk® in den Speiseplan einzubauen. Es gibt auch bewährte probiotische Mischungen, die in der Apotheke erhältlich sind, z. B. Symbioflor® 1 und 2 oder Mutaflor®. Bitte besprechen Sie die Einnahme mit dem Therapeuten!
Mehr Informationen zu diesem Thema unter: www.netzwerk-frauengesundheit.com/eine-gesunde-darmfunktion-aber-natuerlich.

Darmsanierung

Bei einer ganzheitlichen Therapie steht häufig die Darmsanierung am Anfang. Ob die Darmflora angegriffen ist oder sogar Darmpilze oder andere pathogene Keime vorliegen, lässt sich anhand einer Stuhlprobe im Labor bestimmen. Bei einem Pilzbefall (Nachweis im Labor!) erfolgt die Darmsanierung üblicherweise durch ein pilzabtötendes Mittel in Kombination mit einer

zuckerfreien Diät. Anschließend werden verschiedene Probiotika eingenommen, die die Darmflora wieder aktiv aufbauen.
Die Darmsanierung sollte immer in Absprache mit einem naturheilkundlichen Arzt oder Therapeuten erfolgen. Bitte achten Sie in jedem Fall genau auf die Hinweise zur Anwendung der Präparate.

Darmprobleme und ihre Ursachen

Unsere Verdauung gerät durch eine Reihe von Verhaltens- und Ernährungsproblemen durcheinander: Wir nehmen uns zu wenig Zeit zum Essen und achten nicht genug darauf, was auf unserem Teller liegt. Hat man wenig Zeit, greift man viel zu häufig zu Fast Food, in dem wenig Nährstoffe, fast keine Ballaststoffe und dafür umso mehr Fett, Kohlenhydrate, Zucker und Salz enthalten sind. Der Körper braucht für die Verdauung deutlich länger als für ballaststoffreiche Nahrung, der Darm wird träge, wir nehmen an Gewicht zu.
Auch Medikamente verändern die Darmfunktion. Bekannt ist dies z. B. bei Antibiotika, die nicht nur die pathogenen Keime, sondern auch

die wertvollen Keime abtöten und in der Folge zu Durchfällen führen.
Genussmittel wie Alkohol und Zigaretten greifen den Verdauungstrakt an und sollten daher immer nur in Maßen genossen werden.
Schließlich sind auch Stress und Bewegungsmangel Gift für eine gesunde Darmfunktion.

Lebensmittelzusatzstoffe

Generell gilt: Vermeiden Sie möglichst künstliche Zusatzstoffe in der Nahrung. Farbstoffe, Konservierungsstoffe, Geschmacksverstärker und andere Zusätze können Allergien auslösen, die Leber und andere Entgiftungsorgane belasten. Bei vielen Zusatzstoffen wird außerdem ein Einfluss auf den Gehirnstoffwechsel vermutet. Auch wenn dies nicht direkt auf die Entwicklung einer Endometriose einwirkt, so ist doch der Einfluss auf das Immunsystem und die Entgiftungsorgane des Körpers nicht zu unterschätzen, die gerade für die gesunde Abwehr des Menschen von größter Bedeutung sind. Sind diese Systeme schwach, können krankhafte Prozesse nicht gestoppt werden, die von einem gesunden Körper besser „in Schach gehalten“ und bewältigt werden könnten.

Bei Weinschenk (2003) wird beschrieben, dass bei Frauen mit Menstruationsbeschwerden (Dysmenorrhoe) das Weglassen von Fast Food-Mahlzeiten und Fertiggerichten für vier Wochen zu einer deutlichen Besserung der gesamten Bauchbeschwerden führte (Weinschenk 2003).

Ernährung

Allgemeine Empfehlungen

Welche allgemeinen Empfehlungen können zur Ernährung gegeben werden?

Achten Sie auf Qualität der Nahrungsmittel und auf möglichst frische und unverarbeitete Zutaten in Bio-Qualität. Die Sorge, dass sich dies auf den Geldbeutel auswirkt, ist oft nicht berechtigt, da man bei einer im Großen und Ganzen ausgewogenen und gesunden Ernährung auf zahlreiche kostspielige Lebensmittel wie Softdrinks, Fertigmenüs, Snacks verzichtet.

Die Empfehlung, auf Bio-Lebensmittel zurückzugreifen, ist insofern sinnvoll, da beispielsweise für Pflanzenschutzgifte wie das Dioxin in Tierversuchen ein Zusammenhang mit der Entstehung von Endometriose-Herden beobachtet werden konnte.

Empfehlenswert ist grundsätzlich eine an der Mittelmeerküche orientierte Vollwert-Ernährung. Sie ist ein Hauptpfeiler in der Vorbeugung von Krankheiten.

Gerichte aus Getreide oder Vollkornflocken machen lange satt und wirken sich günstig auf fast alle Körperfunktionen aus.
Die Vollwert-Ernährung propagiert möglichst naturbelassene Nahrungsmittel und verzichtet auf Konservierungsstoffe oder andere künstliche Zusatzstoffe. Ziel dieser Ernährungsform ist es, den Körper ausreichend mit den Nährstoffen, Vitaminen und Spurenelementen zu versorgen, die er braucht, um gesund und leistungsfähig zu bleiben. Die Vollwerternährung ist eine vorwiegend vegetarische Ernährung mit möglichst geringen Mengen an Fleisch, Fisch, Geflügel und Ei.
Hochwertige Eiweiße werden aus Hülsenfrüchten, Kartoffeln sowie geeigneten Milch- und Sojaprodukten aufgenommen.
Ein umfassend ausgearbeitetes Ernährungskonzept ist das der Vollwert-Ernährung nach Koerber, Männle und Leitzmann. Die Grundsätze der Vollwert-Ernährung werden wie folgt definiert:

- Essen Sie genussvolle und bekömmliche Speisen.
- Bevorzugen Sie pflanzliche Lebensmittel (überwiegend lacto-vegetabile Kost) sowie

- gering verarbeitete Lebensmittel, und essen Sie reichlich Frischkost.

Hinzu kommen ökologische und sozial nachhaltige Grundsätze. Kaufen und essen Sie:

- ökologisch erzeugte Lebensmittel,
- regionale und saisonale Erzeugnisse,
- umweltverträglich verpackte Produkte und
- fair erzeugte und gehandelte Lebensmittel.

Sigrid Bosmann, Anna Paul: Vegetarisch vollwertig kochen – Leichte und genussvolle Gerichte. Essen: KVC. 2. Auflage 2015.

Ernährung bei Endometriose

Neben diesen allgemeinen Empfehlungen sollte man immer auf die individuelle Verträglichkeit achten. Ob jemand morgens lieber ein Müsli mit Obst oder einen warmen Hirsebrei isst, hängt auch von der Robustheit des Verdauungstraktes ab und davon, ob ein Mensch eher ein Kältetyp (warmes Frühstück) oder ein Wärmetyp (kaltes Frühstück) ist.

Vor allem bei der Endometriose wird empfohlen, viele Ballaststoffe zu essen. Ballaststoffe, die z. B. in Vollkornprodukten oder im Gemüse (Zellulose) enthalten sind, sind in der Lage, Fettsäuren und auch Östrogen zu binden. Da das Wachstum der Endometriose vom Östrogen beeinflusst wird, ist hier ein günstiger Einfluss denkbar (Wienhard, Tinneberg 2003).
Eine Empfehlung ist auch der weitgehende Verzicht auf gesättigte Fettsäuren aus tierischen Nahrungsmitteln (Fleisch, Wurst, Käse, Milch). Insbesondere Schweinefleisch enthält viel Arachidonsäure, ein Stoff, der entzündungsfördernd wirkt. Statt der gesättigten Fettsäuren sind ungesättigte Fettsäuren zu bevorzugen, die in naturbelassenen Pflanzenölen reichlich enthalten sind.

Britta Kaiser, Matthias Korell: Endometriose und Ernährung. München: Müller und Steinicke 2010.

Nährstofftherapie

Eine Nährstofftherapie dient dazu, mögliche Mängel an Vitaminen, Mineralien und Spurenelementen auszugleichen. Sie können anhand eines Blutbildes prüfen lassen, ob bei Ihnen derartige Mängel vorliegen.

Bei Endometriose wird die Gabe von Vitamin B12, Folsäure und Vitamin D3 empfohlen, da diese die Barrierefunktion der Darmschleimhaut verbessern, die Verdauung und Aufnahme (Resorption) wie die Leberentgiftung fördern. Zink ist an zahlreichen Enzym- und Hormonprozessen beteiligt. Kieselsäure wirkt stabilisierend auf die Zelloberflächen und unterstützt die Entgiftung (vgl. Volkmann 2001).

Die Nährstoffpräparate werden über 4–6 Monate kurmäßig eingenommen. Weinschenk empfiehlt zudem Magnesium, da Magnesium dämpfend auf die Erregbarkeit der Muskulatur und damit auf die Hyperaktivität des Gebärmuttermuskels wirkt.

Dem Stress begegnen

Entspannung und Bewegung sind elementare Säulen der Ordnungstherapie. Beiden gemeinsam ist, dass sie bei stressbedingten Erkrankungen von elementarer Bedeutung sind – und Stress ist nach modernen Forschungen einer der Auslöser von zahlreichen Erkrankungen.
Wie kommt das? Unser Körper reagiert auf Stress – und das sind Reize von außen – in einer Weise wie vor Tausenden von Jahren. Wir sind in Alarmbereitschaft, haben das Gefühl, schnell aktiv und leistungsfähig sein zu müssen. In der Geschichte war diese Reaktion sehr sinnvoll, man musste fliehen oder angreifen (*fight or flight*), um der Gefahr zu begegnen. Die natürliche Reaktion auf die Aktivität in der Stresssituation ist Ruhe und Entspannung.
Heute sind die Verhältnisse anders gelagert: Auf der einen Seite sind wir sehr viel mehr Reizen, Sorgen, Informationen ausgesetzt, die unser Nervensystem beanspruchen (auch jeder visuelle Reiz, jedes Geräusch gehört dazu) und uns anhaltend (!) in Alarmbereitschaft versetzen. Pausen gibt es kaum, man muss vielmehr heutzutage aktiv dafür sorgen, regenerieren zu

können, einmal *nicht* erreichbar zu sein, in Ruhe einer Beschäftigung nachgehen zu können, sich wirklich auf eine Sache zu konzentrieren.
Gleichzeitig können wir die körperliche Anspannung, die mit der Alarmbereitschaft einhergeht, nicht unmittelbar abbauen. Im Gegenteil: Wir bewegen uns immer weniger – während die Gedanken in unserem Kopf rotieren. Schlafstörungen, nervöse Beschwerden, Erschöpfung, aber auch Verspannung und Schmerzen sind die Folge.
Stress und Bewegungsmangel sind also leider viel zu oft vergesellschaftet. Wir sollten aber lernen, aktiv auf den alltäglichen Stress zu reagieren, das eigene Leben zu gestalten und stressbedingten Beschwerden vorzubeugen. Die folgenden Empfehlungen und Beispiele haben sich dabei bewährt.

Konzentration statt Multitasking

Achten Sie darauf, sich nicht zu verzetteln. Gehen Sie immer nur einer Beschäftigung statt mehreren gleichzeitig nach. Das kann bedeuten, dass Sie nicht vor dem Fernseher essen, sondern

sich Zeit für die Mahlzeiten nehmen und in Ruhe essen.
Versuchen Sie, so gut dies möglich ist, im Berufsleben immer wieder Zeiten einzubauen, in denen Sie ungestört arbeiten können – bei geschlossener Tür und ohne Telefon.
Verabreden Sie sich nicht an einem Tag mit mehreren Freunden, sondern konzentrieren Sie sich ganz auf die eine schöne Begegnung am Tag.

Pausen, Aus-Zeiten, Regeneration

Sorgen Sie für Pausen. Wie auch immer dies geschieht, hängt von den einzelnen Lebensbedingungen ab. Alle haben das Recht, sich einmal zurückzuziehen, sich kurz hinzulegen, einen Spaziergang zu machen, die Tür einmal zuzumachen. Machen Sie es Ihrem Körper leicht, sich abends auf den Schlaf einzustellen, durch kleine wiederkehrende Rituale, eine Zeit zum „Herunterkommen" nach dem Tag. Nehmen Sie sich ein paar Minuten Zeit, und denken Sie an etwas, das für Sie besonders erfreulich war. Sie können auch ein Tagebuch führen und dieses Erlebnis notieren.

Aber nicht nur der Ausklang, auch der Beginn des Tages kann in Ruhe stattfinden. Dr. Gerhard Berger, beratender Arzt von Natur und Medizin, betont die Wichtigkeit der ersten Stunde:

Die erste Stunde des Tages

Die erste Stunde des Tages ist oft entscheidend. Statt morgens hektisch aus dem Bett zu springen, erst einmal mit den Gedanken im Hier und Jetzt sein. Sich selbst beobachten, den Körper spüren. Vor allem: Nicht an die Termine des Tages denken! Aus dem morgendlichen Duschen kann man ein kleines Achtsamkeitsritual machen und die körperliche mit der seelischen Reinigung verbinden: Wie nehmen Sie den warmen oder kalten Wasserstrahl auf der Haut wahr? Nicht automatisch das Duschgel verteilen, sondern sanft und liebevoll auf der Haut massieren, kurz: den Körper spüren, fühlsam werden.

Nach dem achtsamen Frühstück (ohne Zeitung oder Fernsehen!) wendet man sich dann bewusst den Terminen des Tageskalenders zu.

Schritt für Schritt, ein Termin nach dem anderen. Planen Sie für Ihr Frühstück genügend Zeit ein – denn es sollte die Hauptmahlzeit des Tages sein.

Bewegung

Bewegen Sie sich mehr. Am einfachsten geht dies mit Bewegungen im Alltag. Zu Fuß gehen, Treppen steigen, Fahrrad fahren, spazieren gehen, laufen, walken, joggen. Bewegung baut Stress ab.

Schon mit zehn Minuten Bewegung wird der Stoffwechsel aktiv, Blutzucker und Blutdruck sinken – und Sie werden sich wohler fühlen. Dann ist es auch nicht mehr weit zu den empfohlenen 3–4 Bewegungseinheiten von jeweils 30–40 Minuten pro Woche.

Aber auch Bewegung darüber hinaus ist wirkungsvoll, besonders Ausdauersportarten wie z. B. Walking, Nordic Walking, Radfahren, Schwimmen oder Skilanglauf.

Grundsätzlich eignet sich jede Bewegungsform, die Ihnen Spaß macht. Auch Tanzen könnte das Richtige für Sie sein. Gut ist, wenn Sie sich so intensiv bewegen, dass Sie etwas ins Schwitzen geraten. Schon nach wenigen Wochen werden Sie davon profitieren und Ihre Lebensqualität als deutlich gesteigert empfinden.

Schöner Nebeneffekt: Wer sich regelmäßig bewegt, ist nur halb so oft erkältet wie Sportmuffel.

Vielleicht können Ihnen folgende Tipps helfen, mehr Bewegung in Ihrem Leben zu etablieren:

- Das wichtigste: Fangen Sie an!
- Eine Sportgruppe oder ein Verein können Ihnen helfen, dabei zu bleiben. Die Volkshochschule zum Beispiel hat gute Angebote. Auch im Internet verabreden sich Walkinggruppen.
- Machen Sie Bewegung zu einer Routine – z. B. immer Montag, Mittwoch, Freitag – tragen Sie feste Termine zum Sporttreiben in Ihren Kalender ein.
- Bauen Sie Rituale und Gewohnheiten auf, z. B. jeden Sonntag nach dem Frühstück einen kleinen Spaziergang, jeden Abend eine Yoga-Übung machen.
- Trainieren Sie regelmäßig und moderat. So schaffen Sie eine Grundkondition und vermeiden eine Überanstrengung.

Wichtig ist es auch, einen persönlichen Plan gegen „Barrieren“ zu machen. Von Barrieren sprechen wir bei Alltagshindernissen, wenn Sie z. B.

joggen gehen wollten, es aber in Strömen regnet. Was können Sie alternativ machen? Vielleicht eine Yoga-Stunde oder Gymnastik zu Hause? Sie sollten immer einen Plan B in der Tasche haben!

Die aktive Gestaltung Ihres Alltages tut Ihrem Körper gut. Gerade bei Schmerzerkrankungen kann solch eine neue Ordnung im Alltag mit gezielten Bewegungselementen die Schmerzen lindern und im Anschluss Ruhe in den Körper bringen.

Übrigens: Die Neuerkrankungen der Endometriose werden durch sportliche Aktivität über zwei Jahre um 75 % gesenkt (Dhillon et al., zitiert in Weinschenk 2004).

Pflanzenheilkunde

Es gibt eine ganze Reihe von Heilpflanzen, die bei der Endometriose eingesetzt werden können. Wir wollen Ihnen im Folgenden fünf kurz vorstellen. Die Pflanzen werden in Form von Fertigarzneimitteln oder Tees eingenommen. Sprechen Sie mit Ihrem Therapeuten über die Möglichkeiten der Behandlung mit Heilpflanzen.

Mönchspfefffer

Die meisten Erfahrungen und wissenschaftlichen Erkenntnisse bei Fruchtbarkeitsstörungen von Frauen liegen für den Mönchspfeffer (*Agnus castus*), auch Keuschlamm genannt, vor. Im Mittelalter wurden mit Keuschlamm „Unterleibsleiden", Menstruationsstörungen, Milcharmut, Sterilität und Impotenz behandelt. Berühmt wurde die Pflanze durch eine andere Verwendung: Sie wuchs in nahezu jedem klösterlichen Kräutergarten, denn von Amuletten aus Mönchspfeffer erhoffte man sich eine Abwehr „unkeuscher Gelüste" (daher die Bedeutung des lateinischen Namens: Agnus = Lamm und castus = keusch). Arzneiliche Verwendung finden die schwarzen stacheligen, pfefferartig-aromatisch schmeckenden Steinbeeren der Pflanze.

Mönchspfeffer wird zur Behandlung von PMS eingesetzt. Er trägt dazu bei, die Östrogen-Progesteron-Balance zu verbessern.

Mönchspfeffer wird bevorzugt als Fertigarzneimittel eingenommen.

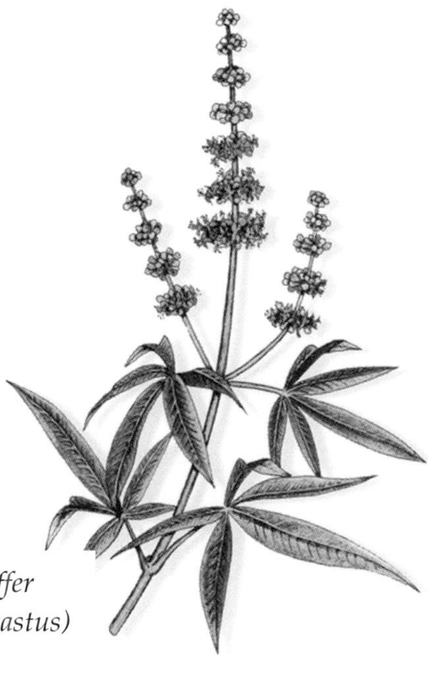

Mönchspfeffer
(Vitex agnus castus)

Traubensilberkerze

Zubereitungen aus dem Wurzelstock der Traubensilberkerze (*Cimicifuga racemosa*) haben östrogenartige Wirkungen und sind zur Therapie von Wechseljahresbeschwerden, Regelbeschwerden und Zyklusstörungen bei jungen Frauen und Mädchen geeignet. Für diese Anwendungen ist die Wirksamkeit mittlerweile recht gut belegt.
Die Wurzel wirkt krampflösend und schmerzlindernd.
Traubensilberkerze wird bevorzugt als Fertigarzneimittel eingenommen.

Kava Kava

Kava Kava (*Piper methysticum*) ist eine angstlösende Pflanze, die traditionell auch bei chronischer Blasenentzündung, Menstruationskrämpfen und Migräne verwendet wurde.
Als pflanzliches Arzneimittel ist Kava Kava heute vom Markt genommen, da man eine schädliche Wirkung auf die Leber vermutet. Zur Verfügung steht das homöopathische Arzneimittel Piper methysticum.

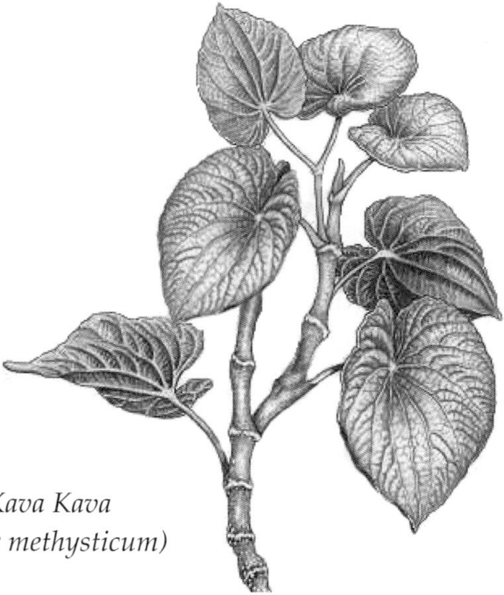

Kava Kava
(Piper methysticum)

Weihrauch

Aus dem Harz oder der Rinde von Weihrauch (*Boswellia serrata*) wird der Wirkstoff, die Boswelliasäure, gewonnen. Weihrauch unterstützt das Immunsystem und bekämpft Entzündungen.
Es wird in der Apotheke als Fertigarzneimittel angeboten.

Frauenmantel

Frauenmantel (*Alchemilla vulgaris*) ist eine Heilpflanze, die traditionell zur Behandlung von unregelmäßigem Zyklus, PCO-Syndrom (Polycystische Ovarien), bei Gebärmutterblutungen und zur Linderung von Wechseljahresbeschwerden angewendet wird.
Anders als Mönchspfeffer und Traubensilberkerze wird Frauenmantelkraut typischerweise als Tee getrunken.

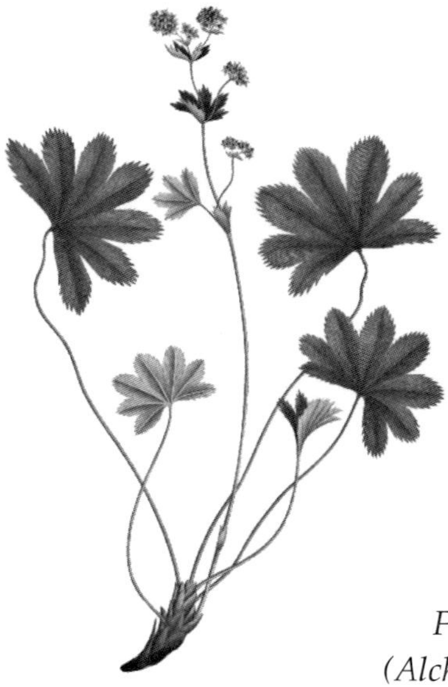

Frauenmantel
(Alchemilla vulgaris)

Umweltmedizin

Umweltgifte

Bei der Endometriose spielen wahrscheinlich besonders solche Umweltgifte eine Rolle, die eine Hormonwirkung haben. Dazu gehören etwa Moschusverbindungen aus Duftstoffen, Weichmacher (Phthalate, Bisphenol A) aus Plastikmaterialien, Pestizide, Insektizide und Schwermetalle. Wir nehmen sie täglich über die Luft, das Wasser und die Nahrung auf.

Diese Gifte sind in der Lage, an den Östrogenrezeptoren im Körper anzudocken. Diese Rezeptoren befinden sich an der Zelloberfläche von Zielzellen für die Östrogene, die im Blut durch den ganzen Körper kursieren. Sie dienen dazu, dass die Hormone ausschließlich an den Zielorganen ihre typischen Wirkungen entfalten können.

Eine Reihe von Substanzen, darunter auch die oben genannten Umweltgifte, können an die Rezeptoren binden. Dies kann verschiedene Auswirkungen haben: Entweder wird die Östrogenwirkung verstärkt, oder sie wird aufgehoben. Somit nehmen die Umweltgifte indirekt Einfluss auf den Hormonhaushalt.

Elektromagnetische Felder und Energiesparlampen

Ein anderer Umweltfaktor sind elektromagnetische Felder oder Elektrosmog. Elektrosmog verändert die Blut-Hirn-Schranke, die das Gehirn eigentlich vor dem Eindringen von Umweltgiften schützen soll. Durch die beeinträchtigte Blut-Hirn-Schranke haben es Gifte leichter, in das Gehirn einzudringen und dort die Schaltzentralen anzugreifen.
Ein bisher kaum berücksichtigter Umweltfaktor ist der blauwellige Lichtanteil aus Energiesparlampen, Computer- und Fernsehbildschirmen, der über die Augen die Hirnanhangsdrüse zur Ausschüttung von Stresshormonen anregt und die Melatoninproduktion bremst. Melatonin ist ein Hormon, das den Tag-Nacht-Rhythmus regelt. Eine verminderte Ausschüttung macht wach und kann Schlafstörungen, Immunschwächen und Depressionen zur Folge haben.

Oxidativer Stress

Neben der Auswirkung von Umweltgiften auf das Hormonsystem spielt oxidativer Stress eine

Rolle. Durch Rauchen, Luftverschmutzung, falsche Ernährung und Zusatzstoffe in der Nahrung entstehen freie Radikale, kurzlebige, aggressive, sauerstoffhaltige Verbindungen. Bestimmte Vorgänge in den Zellen können durch sie gestört und Zellmembranen und Zellkerne geschädigt werden. Nur wenn über die Nahrung genügend Gegenspieler, die Antioxidantien, aufgenommen werden, kann der Organismus die Schäden verhindern oder reparieren.

Die Konsequenzen

Die Konsequenz aus den neuen Kenntnissen über umweltmedizinische Belastungen kann nur eine sein: vermeiden.

Das heißt: Benutzen Sie Glas- statt Plastikflaschen, halten Sie Ihren Schlafplatz möglichst frei von elektromagnetischen Feldern (Radiowecker, Fernseher), bevorzugen Sie Lebensmittel aus biologischem Anbau (keine Pestizide).

Bei Beschwerden unklarer Ursache sollten Sie einen Umweltmediziner zu Rate ziehen.

Chinesische und indische Medizin

Akupunktur

Die Akupunktur stellt neben der Kräuterheilkunde und einfachen physikalischen Maßnahmen eine wichtige Therapieform der Traditionellen Chinesischen Medizin (TCM) dar. Akupunktur bezeichnet das Einstechen von Nadeln an bestimmten Punkten auf den so genannten „Meridianen“, d. h. energetischen Leitbahnen, welche die Hautoberfläche mit Muskeln und inneren Organen verbinden. Durch die Meridiane fließt, so die Vorstellung, die Lebensenergie *Qi*, wobei sich der Mensch stets im Spannungsfeld der polaren Kräfte *Yin* und *Yang* bewegt.

Krankheiten werden als Ausdruck oder als Folgeerscheinungen von Stockungen im Energiekreislauf, bzw. von einem Ungleichgewicht zwischen *Yin* und *Yang* verstanden. Durch die Akupunktur werden energetische Blockaden behoben, wird der Energiefluss normalisiert wie auch eine Fernwirkung auf die mit diesem Meridian in Verbindung stehenden inneren Organe erzielt.

Eine Studie von Rubi-Klein et al. (2006) untersuchte, ob Akupunktur als Begleitbehandlung dazu beitragen kann, mittlere bis schwere endometriosebedingte Schmerzen zu reduzieren. 101 Endometriose-Patientinnen (Schweregrad II–IV) zwischen 20 und 40 Jahren erhielten zwei Zyklen von jeweils 10 Behandlungen. Die Akupunkturbehandlungen fanden zweimal pro Woche über einen Zeitraum von fünf Wochen statt.

Die Ergebnisse waren sehr erfolgversprechend, denn sie zeigten einen signifikanten Rückgang der Schmerzen.

Ein Behandlungsversuch mit Akupunktur ist also sinnvoll, wenn Sie unter starken endometriosebedingten Schmerzen leiden.

Ayurveda

Ayurveda, die traditionelle indische Medizin, verfügt über ein umfassendes Krankheitskonzept, in dem ähnlich der TCM versucht wird, Ungleichgewichte auszugleichen – unabhängig von der klinischen Diagnose.

Unter anderem werden hier drei biologische Prinzipien oder Kräfte unterschieden (als Doshas bezeichnet), die es in der Natur, in der Nahrung, aber auch im Menschen gibt. Vata steht für das Geistige, Pitta für den Stoffwechsel, die Energie, den Umsatz, Kapha für die Substanz, die Festigkeit.

Jeder Mensch kommt mit einer Konstitution auf die Welt, bei der ein Dosha vorherrscht. Die folgenden Tabellen verdeutlichen die Merkmale der drei Doshas (vgl. Chopra 2006).

Ziel der ayurvedischen Therapie ist es, durch eine Veränderung des Lebensstils, durch Ernährung und Arzneimittel wieder ein Gleichgewicht zwischen den Doshas herzustellen. Dies hat dann auch einen positiven Einfluss auf die Symptomatik, die das Ungleichgewicht der Doshas hervorruft.

Vata	
Element	Luft, Raum
Prinzip	Bewegung, Fluss, Verteilungsvorgänge
Bezug zu Körperorgan	Geistige Aktivität, Atmung
Eigenschaften	Beweglich, schnell, leicht, kalt, trocken
Haut	Kühl und trocken
Augen	Unruhig, Neigung zu Trockenheit
Körpergewicht	Neigung zu Untergewicht, Gewichtsschwankungen
Schlaf	Neigung zu Einschlafstörungen
Psychische Merkmale	Initiative, Flexibilität, unstetes Wesen
Gedächtnis	Rasche Auffassungsgabe, gutes Kurzzeitgedächtnis
Körperliche Erkrankungen bei Übermaß	- Trockenheit der Haut, der Augen - Darmträgheit, Blähungen - Sensibilitätsstörungen - Verspannungen - Schmerzen
Psychische Merkmale bei Übermaß	- Unruhe, Nervosität, Schwäche - Vergesslichkeit - Angst, Sorgen

Pitta	
Element	Feuer
Prinzip	Umwandlung, Stoffwechsel, Wärmeproduktion
Bezug zu Körperorgan	Verdauung, „Verbrennung“
Eigenschaften	Warm, scharf, leicht, flüssig
Haut	Warm und geschmeidig
Augen	Zielgerichtet, Neigung zu Rötung
Körper-gewicht	Stabiles Gewicht
Schlaf	Leichter Schlaf, Neigung zu Durchschlafstörungen
Psychische Merkmale	Intelligent, durchsetzungsstark
Gedächtnis	Pragmatismus, mittleres Gedächtnis
Körperliche Erkrankungen bei Übermaß	- Entzündliche Erkrankungen - Rötungen, Blutungen - Entzündliche Hautsymptome - Gerötete Augen - Gelbverfärbung der Haut und der Schleimhäute - Weicher heller Stuhl - Durchfall
Psychische Merkmale bei Übermaß	Reizbarkeit, Zorn

Kapha	
Element	Wasser, Erde
Prinzip	Stabilität, Zusammenhalt, Schwere, Geschmeidigkeit
Bezug zu Körperorgan	Biologische Stärke, Abwehrsystem
Eigenschaften	Schwer, ölig, langsam, kalt, stabil, träge
Haut	Kühl und geschmeidig
Augen	Groß, feucht, ruhiger Blick
Körpergewicht	Neigung zu Gewichtszunahme
Schlaf	Tiefer, fester Schlaf, Neigung zu vermehrtem Schlafbedürfnis
Psychische Merkmale	Ruhig, gelassen im Wesen
Gedächtnis	Langsame Auffassung, gutes Langzeitgedächtnis
Körperliche Erkrankungen bei Übermaß	- Schleimige Atemwegserkrankungen - Wasseransammlungen - Übergewicht - Blässe - Appetitlosigkeit
Psychische Merkmale bei Übermaß	- Trägheit, Schweregefühl - Antriebsmangel - Depressionen

Wie die Tabellen verdeutlichen, sind mit dem bei jedem Menschen vorkommenden konstitutionellen Übergewicht eines Doshas bereits gewisse Erkrankungsneigungen angelegt. Hinzu kommt ein Einfluss des Lebensstils oder die psychische und soziale Situation, so dass bei jeder Erkrankung gefragt wird, welches Dosha im Übermaß vorliegt.

Zur Endometriose schreiben Wienhard und Tinneberg: „Im Ayurveda wird die Schmerzsymptomatik der Endometriose als Ausdruck einer Vata-Steigerung aufgefasst. Dieser Vata-Steigerung können unterschiedliche Ursachen zugrunde liegen, die von einer genetischen Disposition bis hin zu psychischen oder sozialen Belastungen, sowie auch einer falschen Ernährung reichen können" (Wienhard, Tinneberg 2003).

Nach ayurvedischem Verständnis gilt die Endometriose also als Zeichen übermäßigen Vatas – eine Interpretation, die insbesondere dann bestätigt werden kann, wenn auch allgemeine Symptome eines Vata-Übergewichts wie Schlafstörungen, Obstipation und Erschöpfung (siehe Tabelle) auftreten.

Die Autoren empfehlen zum Ausgleich eines übermäßigen Vatas eine regelmäßige Gestaltung des Tagesablaufes und regelmäßige Mahlzeiten. Abends sollte man warmes, leichtes Essen zu sich nehmen. Ebenfalls empfohlen werden Ölmassagen oder sogar eine ayurvedische Reinigungskur, das Panchakarma.

Ayurveda ist eine konstitutionelle Medizin. Sie versucht, den ganzen Menschen zu erfassen. Wenn Sie sich durch die bisherigen Ausführungen angesprochen fühlen, dann kann hier die Lektüre von Ayurveda-Selbsthilferatgebern (z. B. von Dr. Ernst Schrott) gute Anregungen für eine Veränderung des Lebensstils geben. Oft sind diesen Büchern Tests beigefügt, um den eigenen Konstitutionstyp zu ermitteln.

S. Kumar, S. Geißler: Heilsame indische Küche. Leichte Gerichte aus dem Ayurveda. Essen: KVC. 2. Auflage 2016

Gezielte Tipps zur Selbsthilfe

In diesem Ratgeber legen wir Ihnen mit der Homöopathie eine konstitutionelle Therapie ans Herz und weisen auf verschiedene Ursachen und Therapieansätze der Endometriose hin. Daneben gibt es einige konkrete naturheilkundliche oder komplementärmedizinische Maßnahmen, die sich im Praxisalltag der Autorin besonders bewährt haben und auch in Selbsthilfe durchgeführt werden können.

Moortampons als unspezifisches Heilmittel

Die Heilkraft von Moorbädern oder -packungen ist seit langem bekannt. In Form von Moortampons steht ein Verfahren zur Verfügung, das bei der Endometriose vielversprechend ist. Das Moor wird in einer Tube geliefert, die sich im Wasserbad zu Hause erwärmen lässt.
Die heißen Moortampons wirken vor Ort, d. h. direkt auf die Organe des kleinen Beckens. Die Wirkung ist durchblutungsfördernd, entzün-

dungshemmend, entkrampfend und schmerzlindernd. Sie sind sehr verträglich und werden als angenehm empfunden.

(Weitere Informationen: www.moortampon.de)

Unterstützung der Wundheilung nach einer Operation

Enzyme

Nach einer Operation kann man zur Vorbeugung von Verwachsungen und zur Unterstützung der Wundheilung Enzympräparate einnehmen.

Wobenzym® plus: eine Woche 3 x 4 Tabletten, dann reduzieren auf 2 x 3 Tabletten. **Wichtig**: immer nüchtern einnehmen (eine halbe Stunde vor oder erst 2 Stunden nach dem Essen)

Unterstützung des Darmmikrobioms

Gegen die Darmträgheit, die oft nach der Operation auftritt, können Sie Flohsamen benutzen. Trinken Sie genug Wasser dazu! Dies ist sehr wichtig, da Flohsamen außerordentlich stark quellen.

Zur Beschleunigung der Wundheilung und zur Normalisierung des Darmmikrobioms – die

Vielzahl von Keimen, die in unserem Verdauungstrakt angesiedelt sind – trinken Sie außerdem zweimal täglich ein Glas mit Wasser verdünnten Kanne-Brottrunk.

Homöopathie

Aus der Homöopathie haben sich zur Förderung der Wundheilung die Mittel Arnica montana, Bellis perennis und Staphisagria bewährt. Arnica montana ist das wichtigste Unfallmittel in der Homöopathie. Sie wird immer empfohlen, wenn es zu Schwellungen, Blutergüssen und Verletzungen der Weichteile kommt. Sie ist z. B. angezeigt bei Gewebeeinblutungen nach Verletzungen, frischen Weichteilverletzungen, Blutergüssen (auch tiefer liegende und große Blutergüsse), bei Blutungsneigung, Berührungsempfindlichkeit, frischen Muskelverletzungen oder Muskelschmerz.
Bellis perennis, das Gänseblümchen, wird in seiner Wirkung ähnlich wie Arnica beschrieben. Es wird vor allem bei Abgeschlagenheits- und Wundheitsgefühl des Patienten eingesetzt. Bellis gilt als besonderes „Frauenmittel",

so dass operative Eingriffe an der Gebärmutter prädestiniert für einen Einsatz des Mittels sind. Staphisagria, hergestellt aus dem Rittersporn, hat zahlreiche Anwendungsgebiete, insbesondere im Nervensystem, im Urogeniataltrakt und an der Haut. In der Notfallmedizin wird Staphisagria bei (schmerzenden) Stichverletzungen eingesetzt.

Nach Operationen wird folgende Dosierung und Einnahme der homöopathischen Mittel empfohlen:
D6, 3 x täglich 5 Globuli, ca. 3–5 Tage bzw. bis sich die Beschwerden bessern

Annette Kerckhoff, Johannes Wilkens: Wundheilung nach Operationen. Essen: KVC. 2. Auflage 2013

Nährstoffe bei Dysmenorrhoe

Eine Dysmenorrhoe, d. h. regelmäßig auftretende Menstruationsbeschwerden (z. B. Schmerzen in Rücken und Unterbauch, Unwohlsein bis hin zum Erbrechen), sollte nicht ignoriert werden. Sie können versuchen, die Beschwerden mit folgenden Maßnahmen zu behandeln:

- Regelmäßige Einnahme von Omega-3-Fettsäuren (Lachsöl, Nachtkerzen-, Borretschsamen- und Leinöl)
- Vitamin B_6: 50–200 mg/Tag in der 2. Zyklushälfte. Auch mit Vitamin B_1 (100 mg/Tag) oder B_3 (100 mg/Tag) über drei Monate können Besserungen erzielt werden. Ein Vitamin B-Komplex-Präparat, in dem auch 400 μg Folsäure enthalten ist, ist am einfachsten einzunehmen. Dann müssen die Konzentrationen der einzelnen Vitamine auch nicht so hoch sein.
- Magnesium 3 x tgl. 150 mg bei nachgewiesenem Mangel während des ganzen Zyklus, sonst nur in der 2. Zyklushälfte (günstig in der Kombination mit Kalzium)

Nebenwirkungen von GnRH-Analoga

Unter der Therapie mit GnRH-Analoga kommt es häufig zu Beschwerden wie Hitzewallungen, Schlafstörungen, Depressionen oder trockener Haut. Folgende Maßnahmen können diese Symptome lindern:

- Leichter Ausdauersport in Verbindung mit einer Ernährung, die reich an Obst und Gemüse sowie an Hülsenfrüchten (hoher Anteil an Pflanzenhormonen) ist.
- Verzicht auf Kaffee.
- 1–2 EL geschroteter Leinsamen mit viel Flüssigkeit oder im Joghurt oder Müsli enthält viele Pflanzenhormone und sorgt für einen gesunden Darm.
- Täglich 200–500 ml Sojamilch (mit Kalzium angereichert).
- Nahrungsergänzungen in Kapselform, die konzentrierte Pflanzenhormone enthalten, z. B. Delima Kps® aus dem Granatapfel, Remifemin® aus Traubensilberkerze.

Die gute alte Wärmflasche

Wärme wirkt durchblutungsfördernd und entspannend. Bei krampfartigen Beschwerden, die durch Wärme gelindert werden, ist die „gute alte Wärmflasche" ein probates Mittel für die Selbsthilfe. Während der Menstruationsblutung, insbesondere bei starker Blutung, wird die Wärmflasche in den unteren Rücken gelegt, also nicht direkt auf den Unterbauch, um die Blutung nicht noch weiter anzuregen.

! Bitte achten Sie darauf, die Wärmflasche nur zur Hälfte oder zwei Dritteln mit heißem, aber nicht mehr kochendem Wasser zu füllen und danach die Luft sorgfältig auszudrücken. Die Wärmflasche wird verschlossen, der Verschluss noch einmal geprüft (mit Verschluss nach unten).

Die Wirkung der Wärmflasche können Sie unterstützen, indem Sie ein feuchtes Tuch um die Wärmflasche wickeln. Bitte überprüfen Sie die Wärme auch auf der Haut. Durch ausgelaufene, zu heiß aufgelegte oder direkt auf der Haut aufgelegte Wärmflaschen kommt es erstaunlich oft zu Verbrennungen. Bewahren Sie die Wärmflasche mit offenem Verschluss und hängend (Verschluss nach unten) auf.

A. Kerckhoff, I. Knaub: Wickel, Auflagen, Kompressen. Essen: KVC. 2. Auflage 2016

Liebe Leserin!

In diesem Ratgeber haben Sie nun eine ganze Reihe von möglichen Maßnahmen kennen gelernt, die Sie in der Behandlung der Endometriose nutzen können.

Sehen Sie diese Krankheit nicht nur als isoliertes Problem der Eierstöcke oder der betroffenen Regionen – sondern nutzen Sie einen therapeutischen Ansatz, der konventionelle Medizin und komplementäre Verfahren kombiniert, stärken Sie Gesamtorganismus, Körper und Seele.

Begegnen Sie der Endometriose auf verschiedenen Ebenen. Wählen Sie dafür aus der Palette der Verfahren diejenigen aus, die Sie besonders ansprechen, erlauben Sie sich, ihre Schmerzen ernst zu nehmen – auch wenn dies bedeutet, dass sich vielleicht das eine oder andere in Ihrem Leben ändert, Sie mehr auf sich selbst achten, Kontakt zu anderen Betroffenen aufnehmen (s. Adressteil) und auch im Umgang mit den behandelnden Ärzten selbstbewusster auftreten.

Wir wünschen Ihnen auf diesem Weg viel Erfolg und gute Besserung!

Wichtige Internetseiten

Information und Beratung von Patientinnen für Patientinnen:
www.endometriose-vereinigung.de

Information und Beratung von Ärztinnen und Ärzten für Patientinnen:
www.endometriose-liga.eu

Aktuelle Beiträge aus der Frauenheilkunde, Naturheilkunde und Umweltmedizin:
www.netzwerk-frauengesundheit.com

Persönliche Beratung, Email-Beratung und telefonische Beratung, Frauengesundheitszentrum Graz:
www.fgz.co.at

Ganzheitliche Ernährungsberatung für Frauen mit Schwerpunkt Endometriose:
www.gesuender-essen.de

Methode Wildwuchs (Angebote für einen neuartigen Umgang mit Körper und Krankheit):
www.angelikakoppe.de

Buchtipps

Becherer E, Schindler A (Hrsg.): Endometriose. Rat und Hilfe für Betroffene und Angehörige. Stuttgart: Kohlhammer; 3. Auflage 2017.

Gerhard I: Frauen-Gesundheitsbuch. Symptome verstehen – Krankheiten behandeln. Wo Naturheilverfahren wirken, wann Schulmedizin nötig ist. Stuttgart: TRIAS; 2014.

Kaiser B, Korell M: Endometriose und Ernährung. München: Müller und Steinicke; 2013.

Koppe A: Selbstheilung bei Endometriose: nach der Methode Wildwuchs. Mit Beispielen aus der Praxis. München: Nymphenburger; 2013.

Verwendete und zitierte Quellen

Brown J, Farquhar C: Endometriosis: an overview of Cochrane Reviews. Cochrane Database Syst Rev. 2014; (3): CD009590.

Chopra A: Welches Menschenbild bestimmt das ärztliche Handeln im Ayurveda? In: Girke M et al. (Hrsg.): Medizin und Menschenbild. Köln: Deutscher Ärzte Verlag; 2006.

Dittmar FW: Homöopathie und Gynäkologie. Therapeutikon. 1989; 3 (11): 589–603.

Engelsing AM: Homöopathische Therapie der Endometriose. EHK. 2006; 55: 474–479.

Engelsing AM: Homöopathische Therapie der Endometriose. In: Keckstein J (Hrsg.): Endometriose – Die verkannte Frauenkrankheit. Würzburg: Diametric; 2009.

Fassbender A, Burney R O et al.: Update on Biomarkers for the Detection of Endometriosis. BioMed Research International. 2015; http://dx.doi.org/10.1155/2015/130854.

Hunton M: Endometriosis and homoeopathy. British Homoeopathic Journal. 1993; 82: 92–96.

Low Dog T: Conventional and Alternative Treatments for Endometriosis. Alternative Therapies. 2001; 7 (6): 50–56.

Lund I, Lundeberg T: Is acupuncture effective in the treatment of pain in endometriosis? J Pain Res. 2016; 9: 157–165.

Rothörl S: Endometriose, ihre multifaktoriellen Ursachen und ganzheitlichen Behandlungsmöglichkeiten. Naturheilkunde Journal. 2014; 6: 30–32.

Rubi-Klein K et al.: Is acupuncture in addition to conventional medicine effective as pain treatment for endometriosis? A randomised controlled crossover trial. Eur J Obstet Gynecol Reprod Biol. 2010; 153 (1): 90–93.

Schantz M: Klassisch-Homöopathische Therapie bei Endometriose. Eine prospektive Verlaufsstudie. Essen: KVC; 2003.

Volkmann P-H: Kausale naturheilkundliche Endometriose-Therapie. Sinnvolle Möglichkeiten, Operation und antihormonelle Therapie zu vermeiden und eine Refertilisierung einzuleiten. EHK. 2001; 4: 195–202.

Wienhard J, Tinneberg H-R: Alternative Behandlungsmöglichkeiten der endometriosebedingten Beschwerden. Zentralbl Gynäkol. 2003; 125: 286–289.

Weinschenk S: Endometriose, Dysmenorrhö, Sterilität und vegetatives Erklärungsmodell zur Pathogenese der Endometriose und seine Konsequenzen für Prophylaxe und Therapie in der naturheilkundlichen Praxis. EHK. 2004; 53: 523–532.

Die Autorinnen

Prof. Dr. Ingrid Gerhard ist Fachärztin für Frauenheilkunde mit Spezialisierungen in Naturheilkunde und Umweltmedizin. Sie war bis 2002 Professorin an der Universitätsfrauenklinik Heidelberg, wo sie die Ambulanz für Naturheilkunde gründete und leitete. 1982 war sie die bundesweit zweite Frau, die sich im Fach Frauenheilkunde habilitierte. Seit 2002 arbeitet Ingrid Gerhard als Dozentin und freie Autorin. Ihre Veröffentlichungen umfassen Lehrbücher und laienverständliche Handbücher zur integrativen Gynäkologie und Geburtshilfe sowie zur Gesundheitsvorsorge von Frauen. Über ihre Internetseite www.netzwerk-frauengesundheit.com gibt Ingrid Gerhard ihren reichen Erfahrungsschatz an Interessierte weiter.

Dr. Annette Kerckhoff, BSc Komplementärmedizin und European Master of Health Promotion, Lehrbeauftragte für naturheilkundliche Selbsthilfestrategien, Phytotherapie und Medizingeschichte, ist seit fast zwei Jahrzehnten auf die laienverständliche Vermittlung von Gesundheitswissen und Selbsthilfemaßnahmen spezialisiert. Sie hat zahlreiche Ratgeber und Patienteninformationen geschrieben und arbeitet für die Carstens-Stiftung: Natur und Medizin. Annette Kerckhoff hat diverse nebenberufliche Lehraufträge an der Hochschule für Gesundheit & Sport, Technik & Kunst (Berlin und Ismaning) und der Hochschule Coburg.

Die Buchreihe *Was tun bei ...* im KVC Verlag

Alkoholabhängigkeit – Homöopathie und Komplementärmedizin (2011)

Bluthochdruck – Mind-Body-Medizin und Naturheilkunde (2016)

Colitis ulcerosa und Morbus Crohn – Naturheilkunde und Integrative Medizin (4. Aufl. 2016)

Demenz – Vorbeugung und Selbsthilfe (2014)

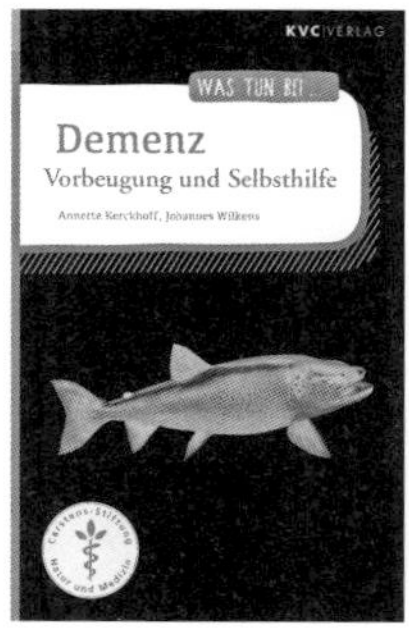

Depression – Homöopathie und Komplementärmedizin (2. Aufl. 2016)

Diagnose Krebs – Homöopathie und Schüßler Salze (2013)

Endometriose – Homöopathie und Naturheilkunde (2. Aufl. 2017)

Grauer Star und Altersweitsichtigkeit (2. Aufl. 2015)

Grippe und Infekte – Vorbeugung und Behandlung (2015)

Heilfasten (2010)

Heuschnupfen (2. Aufl. 2016)

Kopfschmerzen von Kindern (2007)

Mittelohrentzündung – Homöopathie und Naturheilkunde (2. Aufl. 2016)

Nasennebenhöhlenentzündung – Naturheilkunde und Homöopathie (2. Aufl. 2015)

Osteoporose – Vorbeugung und Selbsthilfe (2015)

Parkinson – Selbsthilfe und Komplementärmedizin (2. Aufl. 2017)

Prüfungsangst – Akupunktur und Naturheilkunde (2010)

Raucherentwöhnung (2. Aufl. 2014)

Rheuma – Naturheilkundliche Therapie (2. Aufl. 2014)

Schlafstörungen – Selbsthilfe und Schlaftypen (2015)

Schlaganfall – Vorbeugung und Nachbehandlung (2. Aufl. 2015)

Selbsthilfe bei Trockenen Augen (2. Aufl. 2015)

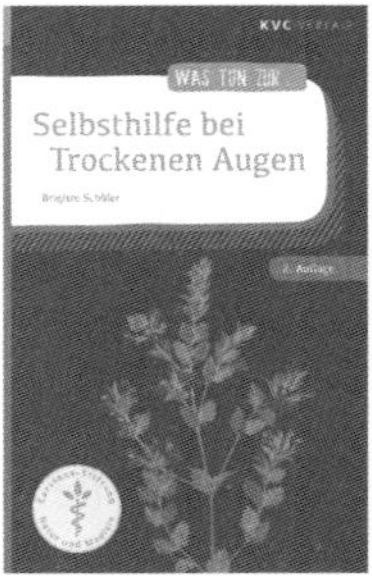

Krebs und therapiebedingte Nebenwirkungen – Selbsthilfestrategien und wertvolle Tipps (3. Aufl. 2016)

Wundheilung nach Operationen (2. Aufl. 2014)

Carstens-Stiftung : Natur und Medizin
Erforschen. Erklären. Erleben

Ob Pflanzenheilkunde, Homöopathie oder Blutegeltherapie – die Komplementärmedizin ist sehr vielseitig.

Wichtig ist die Frage, welches Therapieverfahren bei welchen Krankheiten helfen kann. Antworten zur Komplementärmedizin gibt die Carstens-Stiftung : Natur und Medizin. Die Stiftung mit Sitz in Essen setzt sich seit über dreißig Jahren dafür ein, dass Naturheilkunde und Homöopathie in der Medizin stärker verankert werden.

Die Carstens-Stiftung : Natur und Medizin ist auf Ihre Unterstützung angewiesen: Werden Sie Mitglied, spenden Sie für die Komplementärmedizin, empfehlen Sie uns weiter!

Auftrag der Stiftung ist es, Forschungsarbeiten zu veröffentlichen und die Ergebnisse verständlich aufzubereiten: Mit der Gründung des KVC Verlages im Jahr 1998 wurde dafür ein individuelles Profil geschaffen.

Mit Ihren Spenden fördern wir Forschung, beziehen Stellung und beraten Patienten unabhängig.